La Vulve, la Verge & le Vibro

Les articles réunis dans cet ouvrage ont été publiés
pour la première fois dans le journal *Le Monde*.

Maïa
Mazaurette

La Vulve, la Verge & le Vibro

Les mots du sexe selon Maïa

Illustrations
d'Alex Viougeas

Éditions
de La Martinière

PROLOGUE

En bonne sexperte gastronome, mon rêve serait que l'on parle de sexe comme on parle de cuisine. Ce qui signifie qu'on en parlerait pendant des heures, éventuellement en pratiquant. Pas forcément avec tout le monde, mais certainement avec passion.

Nous serions intarissables au sujet de nos recettes (évidemment, nous serions exemptés des recettes de famille). Nous serions précis : nous n'aurions aucune hésitation à vanter notre connaissance des angles de massage prostatique (22° à partir de l'horizontale) ou notre maîtrise épatante des températures nécessaires à l'élaboration du tian provençal (180 °C pendant trois heures). Nous prendrions le temps qu'il faut : sept heures pour un agneau, autant pour un cunnilingus récalcitrant. Quand de nouveaux invités se présenteraient à notre table, l'hygiène comme le matériel seraient au point : il paraîtrait aussi improbable d'oublier le lubrifiant que d'omettre les fourchettes. Avec nos hôtes, nous ne présumerions jamais de rien : ni du régime, ni des allergies, ni des préférences politiques ou gustatives. On poserait la question (« tu manges de tout ? »), on écouterait les réponses, on agirait en fonction. Ce ne serait pas compliqué. Les intolérantes au lactose et les intolérants à la pénétration feraient partie du jeu (personne ne rétracterait son invitation) : on s'adapterait, parce qu'on serait intéressés à l'idée de relever le défi. De toute façon, en cas de doute, on demanderait à Google. Même avec nos amis proches, nous poserions régulièrement les questions importantes : « tu manges toujours de la viande ? tu aimes toujours les pulsateurs clitoridiens ? » Mieux encore : personne ne se poserait la question de la normalité. Personne ne se demanderait si ses portions sont semblables à celles du voisin : au contraire, on tirerait une certaine fierté à n'être pas dans la norme (« oui, je mange beaucoup », « non, je ne mets ni des câpres ni les dents »). Il n'y aurait pas d'âge auquel passer à la casserole. On ne serait pas conformes. Une fois encore, ce ne serait pas compliqué. Bien sûr, tout n'est pas parfait sur la planète Cuisine. On force les enfants – et parfois les adultes – à finir leur assiette. On apprend vite à simuler quand on n'aime pas (« haaaa des tripes, supeeeer !... »). On se rend malade (parfois). On s'engueule (« c'est quoi cette malbouffe, tu as vu le nombre d'emballages, tu veux tuer les ours polaires ? »). Mais, globalement, la communication est possible.

En ce qui concerne la sexualité, la situation est plus nébuleuse. Certes, les lignes bougent – dans les pratiques comme dans les conversations. Et, comme on l'entend beaucoup dire, « la parole se libère » (pour qui ? pour dire quoi ?). Mais les freins demeurent. Nombreux. Pour parler de sexe comme on parle de carbonara (« tu mets de la crème, toi ? »), il faudrait que l'on puisse s'approprier non seulement les mots mais aussi la grammaire et les modalités du dialogue. Et là, ça coince à tous les étages. Révolution sexuelle ou pas, mettre en mot nos fantasmes et limites continue de nous plonger dans des abîmes de perplexité et de vulnérabilité (avec des révolutions pareilles, on n'a pas besoin de conservatisme).

Par exemple, il n'existe pas de consensus sur les nuances du vocabulaire : ce qui vous paraît banal me semblera peut-être vulgaire. L'histoire des gros mots me passionne, vous en trouverez une tripotée dans ce livre mais, personnellement, j'ai beaucoup de mal à les employer. « Une queue », c'est grossier ou pas ? La réponse dépend-elle de l'animal évoqué ou de la zone anatomique qu'on a en tête ?

Nous ne sommes pas non plus d'accord sur qui peut employer quel vocabulaire : on entend encore régulièrement dire que telle ou telle expression serait horrible « dans la bouche d'une femme » (car, comme chacun sait, les femmes sont mignonnes jusqu'au bout de leurs cordes vocales).

Nous ne sommes même pas d'accord sur le sens du vocabulaire : si l'erreur est moins fréquente qu'aux États-Unis, de nombreux francophones appellent « vagin » la partie externe du sexe des femmes (j'en profite donc pour rappeler que le vagin est à l'intérieur : ce que vous voyez sans spéculum s'appelle la vulve).

Cerise sur le gâteau, certains d'entre nous parviennent à réfuter le sens des mots les plus simples, comme le « non » : en France, un homme sur cinq de moins de 50 ans pense que quand une femme dit non, elle pense oui (sondage Ifop/*Elle* 2019). Ce sont en général les mêmes qui pensent qu'une femme ne peut pas dire oui, ne peut pas avoir envie de sexe ou exprimer ses préférences, sous peine de voir ruinée sa réputation.

Entre les personnes qui n'ont pas le droit de parler, celles qui ne veulent pas parler, celles qui ne voient pas de quoi on parle, et les autres qui ne veulent pas entendre, on comprend mieux pourquoi « parler de sexe » demeure, encore aujourd'hui, aussi clivant. Avec, à l'arrivée, un énorme décalage entre ce qui se dit sur Internet, en tout anonymat, et ce qui se dit dans le cadre du couple ou de l'amitié.

De ces embarras, on ne sortira pas avec des stratégies d'autruche. Les traditionalistes sont pourtant ravis de sortir ce joker : il faudrait érotiser le silence (au risque de l'*omertà* : le silence bénéficie aux incompétents, aux agresseurs et aux pédophiles, beaucoup plus qu'à la pudeur). Il faudrait prendre le risque de l'inconnu (euh... qui prend le risque, au juste ?... les hommes de 40 ans ou les fillettes de 13 ans ? Si un partenaire risque une petite déception et l'autre un viol aggravé, peut-on vraiment parler de « risque » sans en définir les contours ?). Il faudrait, enfin, se faufiler dans la zone grise (quand on ne maîtrise pas la zone blanche, c'est sûr, autant faire carrément n'importe quoi).

À ces arguments, j'en oppose un tout simple : on ne résout aucun problème par l'ignorance. Jamais. Ne pas parler de sexe revient à ne pas penser le sexe. Or, à mon sens, ne pas exercer notre intelligence est toujours un échec. Et ce ne sont pas les problèmes sociétaux ou philosophiques que j'ai à l'esprit (enfin, pas seulement). Ce sont nos problèmes, à vous autant qu'à moi – au quotidien, dans la pratique.
Des problèmes qui sont gérables à condition de les aborder de front. Des potentiels de plaisir qui sont atteignables, pour peu qu'on puisse expérimenter sans crainte du jugement. La (vraie) révolution sexuelle passera par les mots – par la permission de les utiliser, par une bonne compréhension de ce qu'ils signifient, par une impeccable empathie quand ils sont reçus.

Vous êtes timide ? Je veux croire que ça ira beaucoup mieux après avoir lu ce livre. De toute façon, l'alternative peine à convaincre. On nous a beaucoup promis de miracles de la part des communications non verbales : si les cris, chuchotements et tortillements suffisaient, si les « décryptages » du « langage du corps » fonctionnaient, franchement, on n'en serait pas là. Nous n'avons pas ingéré des milliers d'heures de grammaire française et d'accords du participe passé pour nous en débarrasser quand nous en avons le plus besoin.

En sexualité, le silence a longtemps constitué la norme. D'accord. Mais nous ne sommes pas prisonniers de cette histoire-là : dans le monde de la bagatelle et des galipettes, il n'y a aucune fatalité. Ou, tout au moins, la fatalité est une facilité. Nous pouvons toutes et tous apprendre à parler de sexe. Et surtout : nous pouvons toutes et tous apprendre à écouter parler de sexe. J'espère que ce livre vous y aidera. Si j'échoue, vous pourrez toujours m'en parler. De préférence autour d'un dîner ? Je mange de tout. Sauf des tripes.

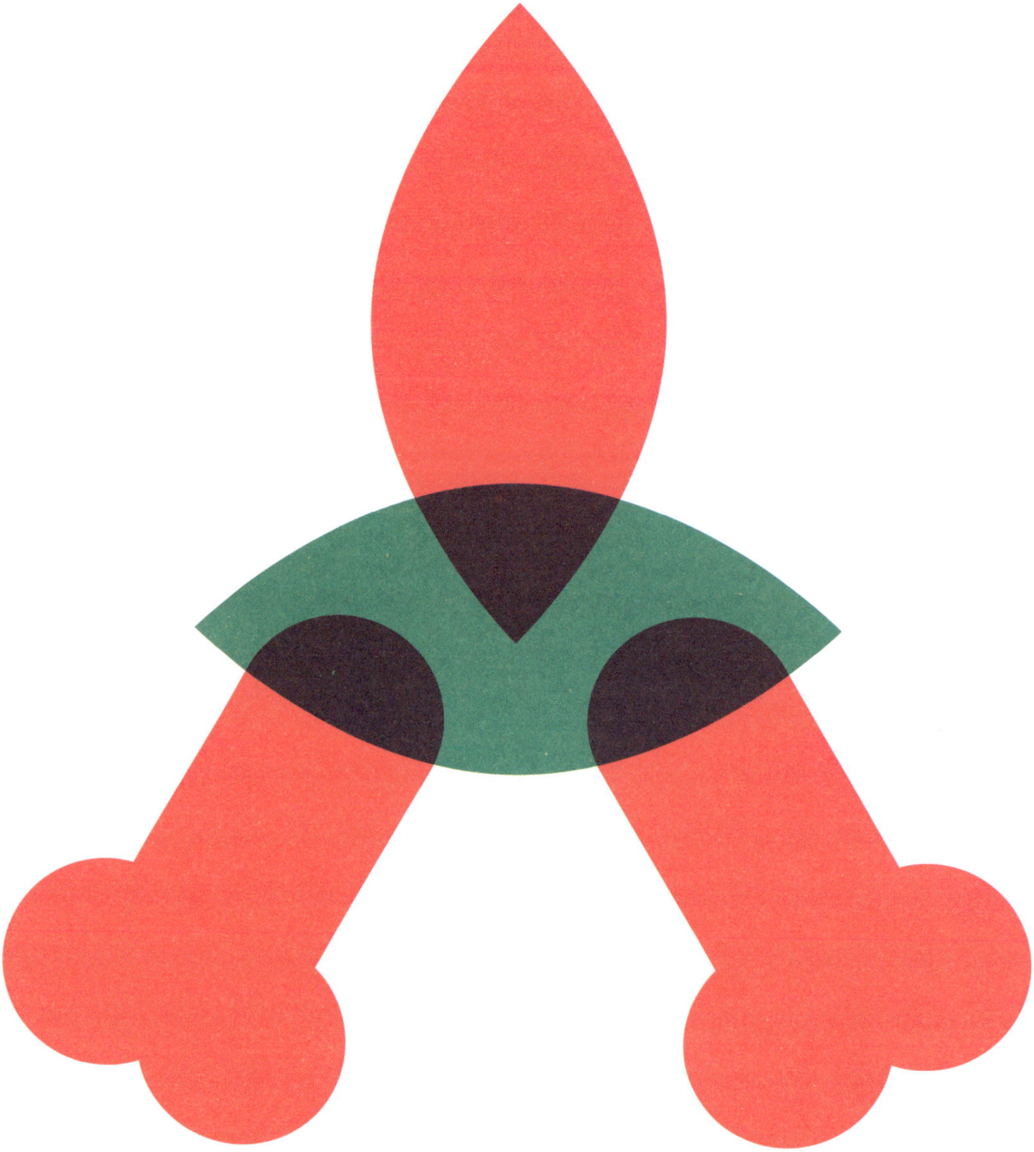

Adoration

Donnez-vous vraiment à votre pénis domestique l'attention qu'il mérite ? Chantez-vous ses louanges ? L'incluez-vous dans des rituels ? Si cette idée vous semble ésotérique, rappelons que l'adoration des pénis traverse le monde et l'histoire : Inde, Japon, Islande, Grèce… mais probablement, aussi, votre donjon de quartier (c'est arrivé près de chez vous).

Les motivations varient. Dans le BDSM, l'adoration du pénis appartient au royaume plus vaste des cultes et fétichisations du corps. Il sert à humilier la personne soumise, laquelle, indigne d'interagir avec l'intégralité de son maître dominateur, est priée de jouer les carpettes. Dans un cadre plus séculaire, il ne s'agit pas tant de découper le corps masculin en morceaux que de le remettre ensemble. Une tâche pas si farfelue, quand on sait combien le pénis peut être relégué au rang d'élément extérieur au corps, incontrôlable, possédant sa propre personnalité. Pour les hommes ayant intériorisé cet organe comme sale, moche et malodorant, voir son pénis apprécié et validé a des vertus libératrices – on casse un des éléments de la masculinité toxique.

Concrètement, comment on fait ? Commençons en nous prosternant devant le Graal (pardon, la gaule) pour mieux lui susurrer des mots doux, en vanter les mérites divers et variés, remercier des services rendus. L'attention portée inclut les cinq sens : on embrasse, on caresse, on hume, on goûte, on ressent chaque pulsation, on se préoccupe au passage des zones érogènes environnantes… et, surtout, on ne se jette pas sur la nourriture (sinon ça s'appelle une fellation énergique). Le/la fidèle du culte doit rester présent/e à chaque instant pour s'imprégner de l'énergie renvoyée par le pénis (bien qu'on en ignore encore le voltage). Il va de soi qu'un pénis peu habitué à ces délicatesses pourra se montrer intimidé : c'est l'occasion de communiquer avec le détenteur du pénis pour lui demander comment il se sent ou réclamer des suggestions. On en profitera pour rappeler que le pénis peut être « culte » au repos.

Et, maintenant, la question à dix mille dollars : ahem, la domination masculine a-t-elle besoin qu'on lui cire la pompe ? Les femmes jouent-elles les divinités de second ordre ? Rassurons-nous : l'adoration du corps féminin existe… sauf qu'on parle alors d'adoration du vagin. Un fascinant choix sémantique, qui fait l'impasse sur la vulve. Et donc sur le clitoris. Les adorations cultuelles des uns font les excisions culturelles des autres : chanterez-vous bientôt les louanges de votre clitoris domestique ? Les dieux du sexe vous le rendront au centuple.

Commençons en nous prosternant devant le Graal (pardon, la gaule) pour mieux lui susurrer des mots doux, en vanter les mérites divers et variés, remercier des services rendus.

Allumeuse

Les feux de l'amour ne datent ni d'hier ni des feuilletons américains : dans la mythologie gréco-romaine, Cupidon et Éros portent un arc, mais également une torche !

La langue française associe feu et passion dès le XIIe siècle : enflammer quelqu'un, c'est exciter ses sens. On peut allumer l'imagination, la curiosité, l'appétit, mais aussi des conflits. L'allumeuse, elle, aguiche la concupiscence charnelle… et, comme souvent, sa version masculine ne porte aucune connotation sexuelle (car l'allumeur, bêtement, lui, allume des réverbères).

Notre cruelle allumeuse en dit cependant plus long sur le désir des hommes que sur la sournoiserie des femmes : ce choix sémantique implique une libido masculine littéralement inflammable. Et parce que les hommes sont un combustible dangereux, la responsabilité de l'incendie repose sur les femmes.

Cette logique pyromane explique nombre de crispations actuelles. On se retrouve à demander aux victimes de viol « ce qu'elles portaient ce jour-là ». À ce titre, l'allumeuse incarne la quintessence de la femme « qui l'a bien cherché ». La culture du viol commence par les mots.

Cependant, d'autres détours étymologiques sont possibles : en latin, la lumière est *lumen*, on dit *luminare* pour « éclairer ». L'allumeuse avance en éclaireuse, comme Lucifer, le « porteur de lumière ». Une association d'idées aux allures de péché mortel, quand on sait que les femmes suspectes ont souvent terminé sur le bûcher – et que ce bûcher-là n'était malheureusement pas une simple métaphore.

Notre cruelle allumeuse en dit cependant plus long sur le désir des hommes que sur la sournoiserie des femmes.

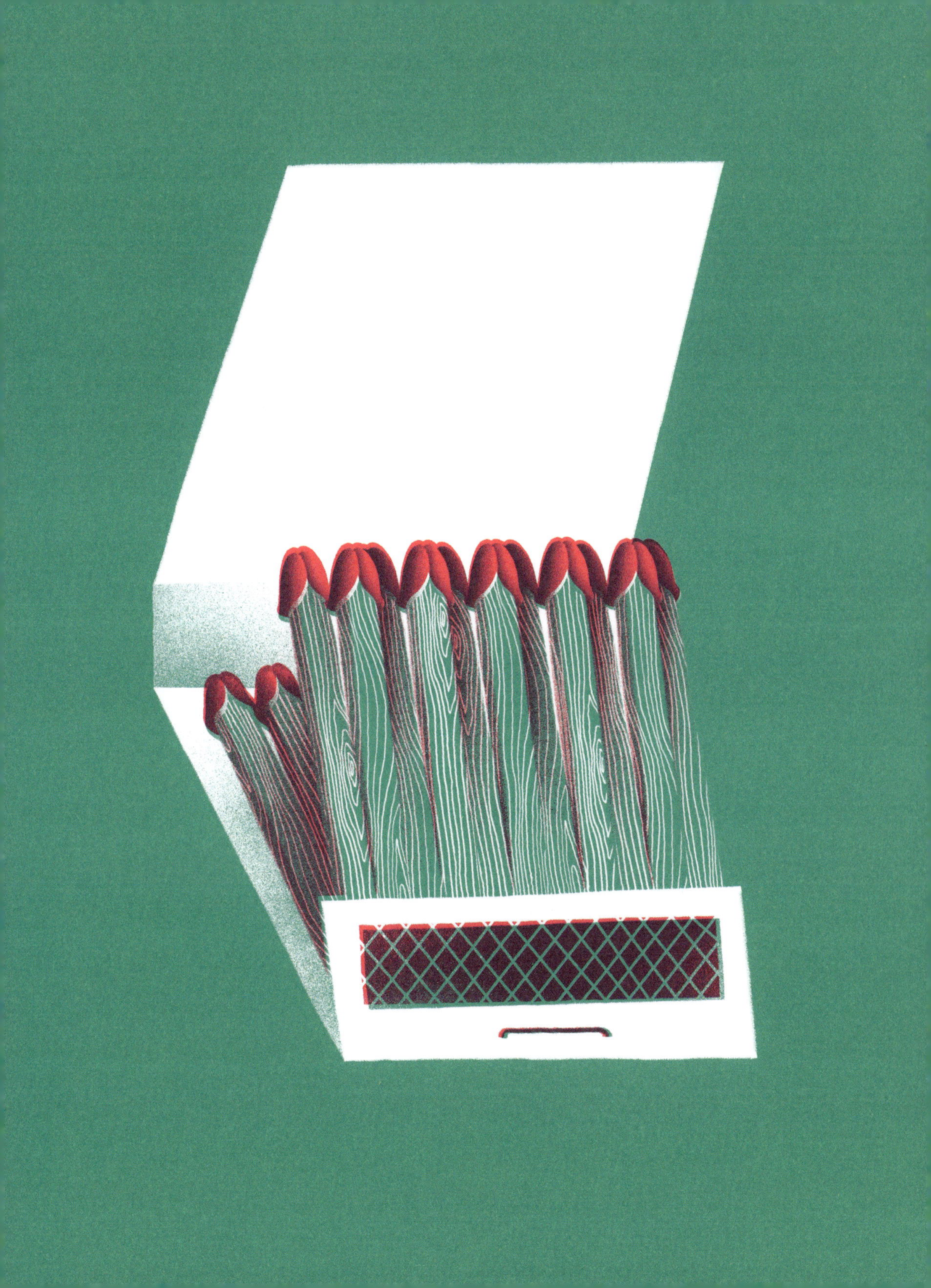

Anaphrodisiaque

Dans un monde d'hypercompétitivité sexuelle, où l'on n'aime rien tant que vanter les mérites des huîtres, du gingembre ou du bois bandé, il peut paraître surprenant de s'intéresser aux substances susceptibles d'amoindrir son désir. Et pourtant, qu'ils reposent sur l'effet placebo ou sur leur composition, ces produits existent. On trouve parmi les suspects la laitue, le camphre, le houblon, la marjolaine et même l'alcool, qui perturbe l'excitation et l'orgasme (bon, après quelques verres quand même). La liste des anaphrodisiaques (c'est ainsi qu'on les appelle) se révèle finalement aussi farfelue et évolutive que celle des aphrodisiaques : le sport à haute dose y figure, mais aussi, selon la légende, les céréales du petit déjeuner. John Harvey Kellogg, leur inventeur, était en effet un militant notoire pro-abstinence. Persuadé que santé mentale et physique étaient liées, il comptait sur l'idée qu'en ingérant des aliments moins excitants que le bacon, la friture ou les épices, on réduirait à la fois la masturbation et les rapports sexuels (vous venez de découvrir le potentiel érotique du bacon).

Et, finalement, pourquoi ne pas s'intéresser plus sérieusement aux anaphrodisiaques ? Certains hommes se plaignent du manque d'opportunités sexuelles, décrivant ce manque comme une terrible souffrance – et allant jusqu'à légitimer, pour certains, la prostitution ou le viol. À ce titre, nous pourrions faire un formidable usage de réducteurs de libido plus excitants que la laitue, mais moins agressifs que la castration chimique. Bien sûr, certains argueront que le quotidien est déjà assez déprimant comme ça et que pour casser le désir, rien ne vaut un bon polar. On ne peut pas complètement leur donner tort...

On trouve parmi les suspects la laitue, le camphre, le houblon, la marjolaine et même l'alcool, qui perturbe l'excitation et l'orgasme.

Andromaque

Comment s'appelle la position sexuelle où la femme est au-dessus ? C'est compliqué. Vous pouvez opter pour l'andromaque, pour l'amazone, ou pour la très descriptive « position du chevauchement ». Cette dernière option a le mérite de se référer à un imaginaire de la chevalerie flatteur (l'homme comme fier étalon)… et international. Même métaphore, en effet, pour la *cowgirl* anglo-saxonne, la *Reiterstellung* allemande ou la *ridställningen* suédoise : tous en selle ! Cependant, les Italiens comme les Néerlandais préfèrent la référence aux Amazones (respectivement *posizione dell'amazzone* et *amazonehouding*). Les légendaires femmes guerrières étaient-elles des cavalières ? Impossible de le savoir, mais certaines sources d'inspiration laissent entrevoir cette possibilité.

En français, évidemment, on ne fait rien comme tout le monde, c'est donc la qualification d'andromaque qu'on retrouve le plus fréquemment. Que vient faire la tragédie grecque dans nos chambres à coucher ? Tournons-nous vers l'origine étymologique du nom Andromaque : littéralement, « celle qui combat les hommes ». En l'occurrence, non seulement l'héroïne n'avait pas froid aux yeux, mais le vaillant Hector ne rechignait pas à être en dessous. Ainsi que le décrit Martial dans le livre XI de ses *Épigrammes* : « Les esclaves phrygiens s'amusaient solitairement derrière la porte, quand l'épouse d'Hector chevauchait son mari. » Par ailleurs, Andromaché est le nom d'une reine des Amazones : nous retombons sur nos pattes.

Reste une question piégeuse : pourquoi associer la position dominante d'une femme au conflit ? Peut-on chevaucher son mari sans partir à la guerre – seulement pour faire l'amour ?

Que vient faire la tragédie grecque dans nos chambres à coucher ?

Anus

Histoires de fesses, histoires de cul : quand on évoque la sexualité, bizarrement, ce ne sont pas les organes reproducteurs qui surgissent au premier plan, mais ceux sur lesquels on s'assoit – ceux qui nous dégoûtent et nous font honte. Le jugement moral apparaît ainsi dès le choix des termes : au cas où on n'aurait pas reçu le mémo, LE SEXE EST SALE. Pour preuve, il se produit près des zones d'excrétion. (Dans cette logique, si votre salle de bains comporte des toilettes, alors votre brosse à dents est sale.)

Malgré ce stigma gros comme une maison, les courbes littéralement spectaculaires de Kim Kardashian, Jennifer Lopez ou Nicki Minaj ont enclenché il y a quelques années une passion (médiatique) pour les fesses, au détriment supposé des seins. De l'eau a coulé sous les ponts : sur Google Trends, les requêtes pour le mot « sodomie » n'ont fait que décroître depuis 2004. L'« anal » a bien connu un pic en 2015 mais, depuis, sa popularité dégringole : sur la plate-forme pornographique Pornhub, il n'est plus qu'à la neuvième place, loin derrière l'obsession mondiale du moment pour l'Asie (les mots-clés qui triomphent sont *hentaï*, *Japanese*, *Korean*, *Asia*).

Venons-en donc à notre anus, du latin éponyme, qui signifie cercle ou anneau. Pour honorer cette zone de plaisir, on pratique ce que nous appelons en français la « feuille de rose » (l'anulingus ou anilinctus), qui devient en anglais un *rimjob* ou du *rimming* : *rim*, c'est le rebord... notamment d'un cercle [1]. Si nous tournons en boucle, c'est parce que les sphincters sont des muscles circulaires : on parle du sphincter au singulier, mais nous en avons tout un tas, par exemple le muscle orbiculaire de la bouche (de quoi acquiescer quand on vous accuse de « dire de la merde »). Nous possédons aussi des sphincters autour de l'œsophage ou autour de l'iris : si on vous reproche de voir des histoires de cul partout, c'est parce que l'œil est lui-même, un peu, un cul. La parabole de la paille et de la poutre prend alors tout son sens...

Nous possédons aussi des sphincters autour de l'œsophage ou autour de l'iris : si on vous reproche de voir des histoires de cul partout, c'est parce que l'œil est lui-même, un peu, un cul.

1 Outre ces histoires de cercles, l'anus a le double avantage de rester tabou encore aujourd'hui (la sodomie va à rebours des fonctions naturelles de cette zone) tout en constituant un formidable égalisateur sexuel entre femmes et hommes. Dans son cultissime *Manifeste contra-sexuel*, paru en 2000 (éditions du Diable Vauvert, 2011), le philosophe Paul Preciado rappelle ainsi que l'universalité de l'anus (tout le monde en a un, fût-il artificiel) comme source de plaisir pourrait faire de ce dernier le centre d'une utopie qui nous débarrasserait des normes de genre (*amen*).

Aphrodisiaque

Au déjeuner, aujourd'hui, vous prendrez bien nos huîtres pimentées au gingembre, saupoudrées de chocolat accompagnées de champignons shiitakés ? Non ? Cette recette est pourtant uniquement composée d'aliments considérés comme aphrodisiaques (pour mettre toutes les chances de votre côté, décorez l'assiette de bois bandé ou de cornes de rhinocéros). Vous trouvez ces accords indigestes ? Encore faudrait-il ajouter au menu, selon les raccourcis de la presse et certaines études pseudo-scientifiques, la banane, les noix, la pastèque, le régime méditerranéen – une liste sans fin d'ingrédients plus ou moins évocateurs.

Est-ce que ça marche ? Non. Si ça marchait, vous seriez au courant et les laboratoires ne courraient ni après les pilules bleues ni après les pilules roses. Pourquoi continue-t-on alors à vendre ces poudres de perlimpinpin ? Grâce aux miracles de l'effet placebo. À ce compte-là, autant déposer des cierges à Aphrodite, déesse de l'Amour. Ensuite, évidemment, on pourrait arguer que toute nourriture est bonne à prendre : les mets raffinés éveillent logiquement le corps au plaisir. Quant au désir, il se porte mieux quand on n'a pas faim... de même que quand on le désinhibe, modérément, par de l'alcool. Vous pouvez donc considérer comme aphrodisiaque l'intégralité de votre frigo, y compris la bouteille de rouge ouverte depuis trois semaines et les restes de jambon-coquillettes. Quoi, ça ne fait pas rêver ? Certes. Et c'est sans doute dans cette aspiration au rêve que se niche le meilleur argument pro-aphrodisiaques : la possibilité d'un désir infiniment et facilement renouvelable, doublé d'une libido débarrassée de toute culpabilité, dont nous perdrions la responsabilité (« c'est pas moi, c'est l'huître »). Face à de telles promesses, la science paraît finalement peu appétissante.

Vous pouvez donc considérer comme aphrodisiaque l'intégralité de votre frigo, y compris la bouteille de rouge ouverte depuis trois semaines et les restes de jambon-coquillettes.

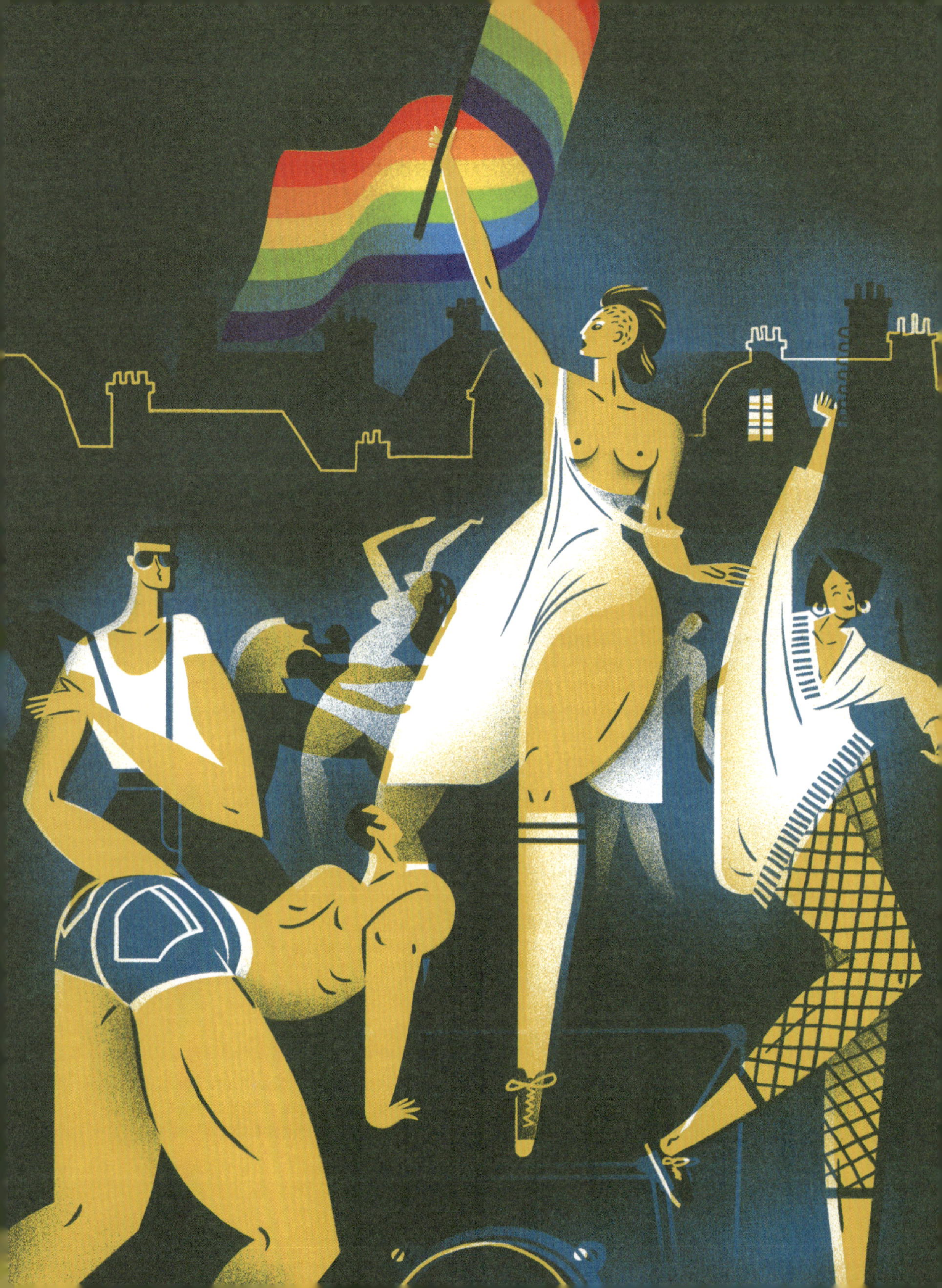

Arc-en-ciel

Selon des chiffres récents, 8,9 % des Français sont homosexuels ou bisexuels – auxquels il faut ajouter 5,6 % d'hétérosexuels attirés par les personnes du même sexe [1] (eh oui ! les pratiques ne correspondent pas toujours aux orientations affichées, exactement comme les mots ne correspondent pas toujours aux actes). Depuis 1978, les dissidents de l'ordre hétérosexuel se regroupent sous la bannière arc-en-ciel, qui orne les drapeaux, badges, tee-shirts, devantures de bars, logos d'associations LGBT, ou même – non sans polémiques – certains passages piétons du quartier du Marais à Paris.

Historiquement, le *rainbow flag* a été inventé à San Francisco par l'artiste Gilbert Baker, né en 1951. Il s'agissait alors de proposer une alternative au triangle rose, très politique mais associé aux heures les plus dramatiques de l'histoire (en l'occurrence le marquage des homosexuels déportés par l'Allemagne nazie). Pourquoi l'arc-en-ciel ? Selon la légende, Gilbert Baker aurait tiré son inspiration de la chanson *Over the Rainbow* de Judy Garland.

Sur les huit couleurs originelles, chacune portait une signification particulière : le rose du sexe, le rouge de la vie, l'orange de la guérison, le jaune du soleil, le vert de la nature, le turquoise de l'art et de la magie, l'indigo de la sérénité, le violet de la spiritualité. Au fil des années, le rose a été abandonné (à cause de soucis d'approvisionnement en textiles de cette couleur), puis les deux bleus ont été rassemblés.

Rien n'interdit de penser que cet arc-en-ciel spécifique se modifiera à nouveau : des versions alternatives émergent constamment, au gré des événements. Certains drapeaux récents incluent ainsi explicitement les transexuels (avec des bandes turquoise-blanc-rose) ou les personnes de couleur (avec des bandes brunes et noires). Si vous voulez inventer le vôtre, personne ne vous empêche d'ajouter des symboles.

Vaste spectre d'orientations

Outre la référence à Judy Garland, le *rainbow flag* apparaît comme un choix logique : des couleurs bariolées, dont le vaste spectre chromatique représente un non moins vaste spectre d'orientations. Des couleurs flamboyantes, pour mieux rendre visibles les minorités (au contraire du mantra « pour vivre heureux, vivons cachés »). Et des couleurs gaies (« après la pluie, le beau temps »), pour contrecarrer une expérience LGBT encore marquée par le poids des discriminations (en juin 2019, 8 % des Français considéraient l'homosexualité comme une maladie et 7 % comme une perversion sexuelle à combattre [2]).

À cette constellation de raisons, on ajoutera un pied de nez à une Église chrétienne homophobe autant que chromophobe. À ce sujet, il faut relire les mots de l'historien Michel Pastoureau : « Les Pères [de l'Église] sont plutôt hostiles à la couleur. Ils observent que la Bible en parle peu. Ils y voient une futilité, un ornement stérile qui

Le rainbow flag *apparaît comme un choix logique : des couleurs bariolées, dont le vaste spectre chromatique représente un non moins vaste spectre d'orientations.*

A-t-on vraiment besoin d'un signe de reconnaissance quand on incarne (culturellement) l'orientation « par défaut » ?

gaspille temps et argent, et surtout un masque trompeur qui détourne de l'essentiel. Vanité de la couleur qui masque la réalité des choses[3]. »

Les marques de ce rejet émaillent l'histoire de notre garde-robe. En 1148, le concile de Reims part en guerre contre la juxtaposition des couleurs, considérée comme transgressive. À partir du XIVe siècle, les habits rayés sont proscrits. Pour la période de la Réforme, Pastoureau évoque même un « chromoclasme », c'est-à-dire une idéologie anti-couleurs… dont nous ne serions pas réellement sortis. De fait, il suffit de jeter un œil au vestiaire masculin comme au parc automobile pour constater que le nuancier noir-gris-blanc préconisé par Calvin n'appartient pas complètement au passé !

Dizaines de drapeaux

Revenons donc à notre arc-en-ciel, et étendons encore le spectre. Car il existe des dizaines de drapeaux : asexuels, bisexuels, lesbiens, demisexuels, pansexuels, polyamoureux, aromantiques, queer, trans, non-binaires, genderfluid, bigenres, intersexes, BDSM, cuir… seul le drapeau hétérosexuel manque à l'appel. Cette question de la représentation de la norme (statistique) suscite chaque année des débats : pourquoi les marches des fiertés hétérosexuelles font-elles scandale ? (Et dans le même esprit : pourquoi n'existe-t-il aucune journée internationale des droits des hommes ?)

Pour remédier à cette absence, au moins trois drapeaux hétéro ont été inventés… sans grande fortune médiatique. Une première version est composée de bandes horizontales noires et blanches frappées des sigles entrelacés de Mars et Vénus. Outre ce code couleur un peu déprimant (les Bretons me pardonneront), on notera que le symbole féminin ♀ est littéralement couché sous le symbole masculin ♂. Ce drapeau, qui daterait du début des années 2000, a par exemple fait scandale dans la petite ville de Chipman, au Canada, à l'été 2018.

La deuxième version comporte trois bandes horizontales, bleu-blanc-rose : bleu pour les hommes, blanc pour la paix des ménages, rose pour les femmes. Une fois encore, le rose est en dessous. (C'est toujours dommage quand des concepteurs de symboles ne font pas attention à la symbolique.) Manque de chance, ce drapeau-là ressemble à la fois au drapeau trans (bleu-rose-blanc-rose-blanc) et au drapeau bi (fuchsia-violet-outremer).

La troisième version est tranchée en diagonale : bleu en bas, rose en haut, avec un lion et une lionne s'embrassant au centre (ne sous-estimons pas la tendresse des grands fauves). On l'a notamment remarquée à la Straight Pride de Boston l'an dernier… organisée par des suprémacistes blancs et des membres de l'extrême droite américaine.

La relative indifférence suscitée par ces tentatives nous confronte à plusieurs questions, dont celle de l'indéniable asymétrie entre la situation des hétérosexuels et celle des LGBT+. A-t-on vraiment besoin d'un signe de reconnaissance quand on incarne (culturellement) l'orientation « par défaut » ? A-t-on réellement besoin d'affirmation quand on ne subit aucune discrimination systémique ? De quelles « fiertés hétérosexuelles » exactement parle-t-on quand elles sont l'apanage de l'extrême droite et de la droite religieuse ?

Ces questions sont plus épineuses pour un drapeau que pour, mettons, un tee-shirt : par essence, une bannière est communautaire. Or les défenseurs d'un drapeau hétéro demandent à être considérés simultanément comme la norme naturelle et comme une communauté : un mélange des genres qui suscite pas mal de méfiance.

Du côté de l'arc-en-ciel, on observe paradoxalement un effet inverse : la popularité du *rainbow flag* dépasse largement les communautés concernées, pour devenir un symbole cool et de fête. Au spectre chromatique répond un spectre symbolique en constante réinvention : inclusif, forcément inclusif.

La popularité du rainbow flag dépasse largement les communautés concernées, pour devenir un symbole cool et de fête.

1 Ifop, « Observatoire des LGBTphobies : état des lieux 2019 », 13 mai 2019 (www.ifop.com/publication/observatoire-des-lgbtphobies-etat-des-lieux-2019/).

2 Ifop, « Le regard des Français sur l'homosexualité et la place des LGBT dans la société », 26 juin 2019 (https://www.ifop.com/publication/observatoire-des-lgbtphobies-le-regard-des-francais-sur-lhomosexualite-et-la-place-des-lgbt-dans-la-societe/).

3 Michel Pastoureau, « L'Église et la couleur des origines à la Réforme », *Bibliothèque de l'École des chartes*, t. 147, 1989, p. 206 (www.persee.fr/docAsPDF/bec_0373-6237_1989_num_147_1_450535.pdf).

Aubergine

Le sexe masculin est régulièrement comparé à des légumes : on dégorge son poireau, on évoque les délices des pointes d'asperge, on ironise sur les carottes et on vante son concombre.

Depuis 2011, l'aubergine incarne le symbole numérique officiel du pénis : curieux choix, pour un légume dont la taille et le poids moyen (du moins chez nos primeurs occidentaux) sont largement au-dessus des capacités d'accueil d'un orifice humain. Mais qu'importe : quand les hommes sont en charge des métaphores, ils se flattent comme ils peuvent.

De fait, le sexe masculin est régulièrement comparé à des légumes : on dégorge son poireau, on évoque les délices des pointes d'asperge, on ironise sur les carottes et on vante son concombre. Seule exception : la banane, sur laquelle les collégiens et collégiennes s'exercent à dérouler les préservatifs (si vous pensez qu'il s'agit d'une brillante idée, filez lire ici même l'entrée « Taille du pénis »). C'est en effet plutôt au sexe féminin qu'on attribue les fruits, entérinant la proverbiale division salé/sucré entre les genres : l'émoji pêche, la métaphore de l'abricot ou du fruit interdit, l'expression « avoir ses fraises » (avoir ses règles) font concurrence à des images moins ragoûtantes empruntées à d'autres fruits... de mer (insérez ici votre recette préférée de moules ou d'huîtres).

Contrairement à ce qu'on pourrait penser, ces métaphores ne sont pas seulement des réminiscences d'un monde où « ça » ne se disait pas : la censure régnant sur les géants du Net, toujours soucieux de plaire aux conservateurs du monde entier, a au contraire réactualisé cet insolite catalogue gastronomique. Sur les comptes érotiques Facebook ou Instagram, au fil de nos textos et sextos, les fruits et légumes abondent et inventent une communication sans mots, une érotique du pictogramme – intime, délicieusement intime.

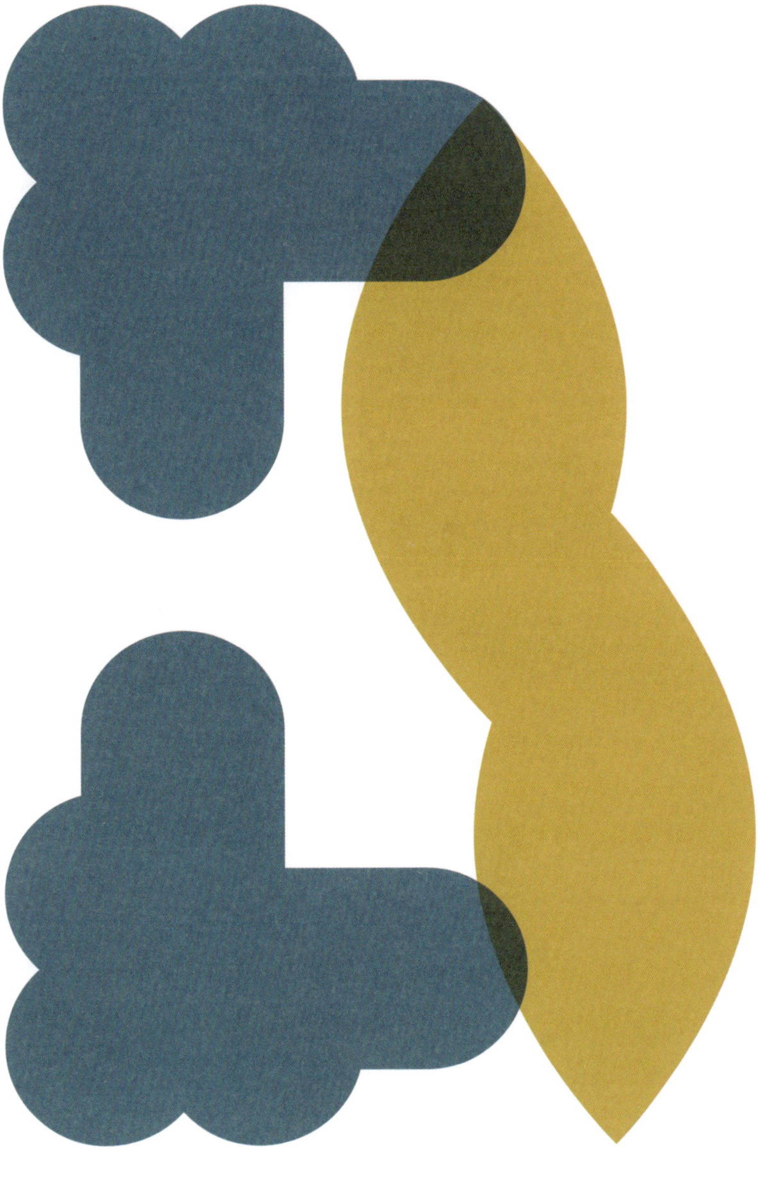

Bad sex

La représentation du sexe dans le cinéma vous semble pathétique ? En littérature, c'est pire. Au point que la revue londonienne *Literary Review* décerne chaque année le prix de la pire scène sexuelle romancée. Parmi les grands noms « récompensés », on citera Nancy Huston (*Infrarouge*) en 2012, Tom Wolfe (*Moi, Charlotte Simmons*) en 2004, ainsi que (cocorico !) Jonathan Littell en 2009 pour *Les Bienveillantes* (de fait, il fallait oser comparer le sexe féminin à un « cyclope immobile dont l'œil ne cille pas »).

On peut retrouver parmi la sélection la prose minimaliste de James Frey (« Un. Dieu. Blanc. Foutre. Foutre. Foutre. »), mais aussi celle d'un Haruki Murakami angoissé à l'idée de salir les draps (« encore et encore, mon sperme jaillit, débordant de son vagin »). L'héroïne de Luke Tredget devient, au cours d'une fellation, « un vaisseau vide pour ce qui ressemble à une conscience désincarnée », au contraire du héros de Gerard Woodward, qui se sent « puissant, gigantesque » (pour preuve, « il aurait pu défoncer une porte »). Prix spécial au duo Cornwall et St. John Trevelyan pour une métaphore culinaire pas piquée des hannetons : « Je me retrouvai bientôt emprisonné jusqu'aux couilles, prêt à être moulu par le poivrier incrusté tout en elle. »

Le prix, qui a déjà fêté son quart de siècle, prétend décourager l'utilisation de descriptions sexuelles crues, mal fagotées et de mauvais goût – un programme manifestement voué à l'échec. Les rapports sexuels seraient-ils par essence grotesques ? En attendant la réponse à cette question, les grandes plumes continuent de se vautrer sur le plumard. Ce qui provoque, chez les lecteurs… une jouissance certaine. Comme quoi.

La représentation du sexe dans le cinéma vous semble pathétique ? En littérature, c'est pire.

Baiser

Quel bruit font nos lèvres quand on s'embrasse ? De la bise claquée aux patins mouillés, du smack au smooch, c'est compliqué. Et faute de savoir dans quel sens tourner la langue, laissons donc la langue nous informer. Du côté des racines germaniques, le *kiss* fait *puss* (en suédois), *buss* (en anglais ancien), *kuss* (en allemand). Le latin préfère *basium* et son verbe, *basiare* (« Salut, tu basiares ? »). Ce baiser latin servait de marque d'affection ou de respect : de fait, on baise la main des rois ou des dames, ainsi que l'anneau du pape, lequel pour sa part baise le sol.

La route qui mène du respect à la proposition indécente est longue, mais elle est droite : l'érotisation commence dès le XIIe siècle pour atteindre une signification sans équivoque au milieu du siècle dernier. « Baiser » devient alors un verbe sexuel, tandis qu'« embrasser » reste chaste. Et c'est vrai que face à l'amplitude émotionnelle des baisers, mieux vaut avoir un gros vocabulaire : la bise aux collègues, le bisou aux parents, le poutou aux enfants, les bécots aux grands-parents, et puis les galoches, pelles et autres patins… rebaptisés *French kiss* à l'étranger, cocorico ! Quant aux jeunes, ils se *pécho* (ils se chopent, donc ils s'attrapent – oui, le baiser est préhensile).

Cependant, tout n'est pas rose au pays des Bisounours : baiser, c'est pigeonner. Se faire baiser, c'est avoir été trompé. Le smack rime alors avec arnaque, et ça n'est pas complètement un hasard : si nous associons le rapport sexuel avec la possession charnelle (« prends-moi toute, Jean-Philippe »), alors baiser quelqu'un, c'est lui prendre quelque chose. De l'affection à l'effraction, il n'y a qu'un pas.

Quel bruit font nos lèvres quand on s'embrasse ? De la bise claquée aux patins mouillés, du smack au smooch, c'est compliqué.

Bite

Selon le Centre national de ressources textuelles et lexicales, la bite française tiendrait son nom d'une faute d'impression.

Commençons là où ça fait mal : selon le Centre national de ressources textuelles et lexicales, la bite française tiendrait son nom d'une faute d'impression. Elle dériverait en effet d'une fusion contre-nature entre le verbe *abiter*, qui signifie « approcher, toucher à », et le verbe *habiter*, dans le sens de « faire commerce charnel ». *Biter*, avec un ou deux t, c'est « toucher », qui proviendrait du nordique *bita*, pour « mordre » (*to bite*, en anglais aujourd'hui). Ceux qu'une telle étymologie angoisse opteront pour l'autre hypothèse : celle qui propose le rattachement à la bitte d'arrimage des ports (un chouia prétentieux, mais bon...).

Il n'y a pas qu'en français qu'on bute sur la bite. En anglais, les choses se débattent : le *cock* est un oiseau mâle, mais aussi un crabe, un homard ou un saumon mâles (d'où cette réplique imparable pour hameçonner en discothèque : « Viens voir mon gros saumon »). Attention, *cock* s'utilise figurativement pour décrire une personne arrogante... ou une absurdité (de fait, le pénis ne tient pas debout). Il faudra sans surprise passer la bite au masculin pour retomber sur ses pattes : le bit constitue l'unité la plus simple des systèmes binaires. À ne pas confondre avec le byte, la plus petite unité logiquement adressable par un programme informatique. C'est compliqué ? De fait, on n'y bitte plus rien – un verbe hérité, excusez du peu, de l'École polytechnique des débuts du XXe siècle. Bitter, c'est comprendre, mais aussi arnaquer. De quoi nous faire tourner la tête : tant mieux d'ailleurs, le bitter anglais est amer, mais se déguste en liqueur apéritive. À la vôtre !

Blanc

Le blanc est-il une couleur ? La réponse dépend des experts à qui vous posez la question. Cette ambivalence se prolonge dans le monde du sexe : existe-t-il une sexualité blanche, alors même que cette teinte symbolise la virginité ? Nous savons que le sexe n'est pas sale, mais peut-il pour autant être pur ?

On ne surprendra personne en rappelant que dans la culture occidentale, notamment dans notre rapport au sacré, le blanc s'oppose à la souillure matérielle ou morale. Le mot lui-même vient du germanique *blank*, qui signifiait « brillant, clair, sans tache » ou « nu ».

Le blanc est également associé à la lumière et se conçoit dans un double antagonisme au noir de la nuit (le quand de la sexualité) et au rouge de la luxure (le comment de la sexualité). Par extension, le blanc symbolise le bien, l'innocence, la chasteté (mais aussi la vieillesse, la peur, le froid, etc.).

Un imaginaire de l'innocence...

Faut-il en déduire qu'une sexualité blanche serait réservée aux oies blanches ? C'est plus compliqué que ça.

Au départ, la symbolique s'exprime de la manière la plus prévisible qui soit : le blanc de la pureté donne sa teinte à la robe de mariée, supposément vierge. Cet imaginaire de l'innocence est régulièrement utilisé par les marques de sex-toys pour rassurer les acheteuses : on trouve des lignes entières de vibromasseurs blancs, dont certains reprennent les codes visuels des iPhone et du monde médical. Le blanc est bon, le blanc est tech, le blanc est sérieux.

... loin d'être innocent

Là où les choses commencent à se corser, c'est quand ces associations d'idées contaminent les corps eux-mêmes : telle couleur de peau entraîne telles qualités morales, telle couleur de peau est considérée comme plus ou moins esthétique.

Alors que L'Oréal a retiré les mots « clair » et « blanchiment » de ses produits cosmétiques, l'industrie de la beauté du sexe continue de proposer des blanchiments de la vulve mais aussi du pénis, de l'anus et des tétons.

L'argument est double : raccorder la couleur de la carnation (caucasienne) à la couleur de ces zones hautement sexualisées, mais aussi « nettoyer » symboliquement la zone.

C'est particulièrement le cas du blanchiment de l'anus, qui permet de désamorcer certains complexes : si c'est clair, c'est propre, et si c'est propre, alors on peut l'utiliser sexuellement. (Précisons qu'il existe, à l'inverse, des crèmes pigmentées qui « rajeunissent » le vagin à coups de gammes de rose, mais elles sont nettement

Existe-t-il une sexualité blanche, alors même que cette teinte symbolise la virginité ?

Se dessinent alors les contours d'un blanc plus ambigu : rien n'est plus délicieux à saccager qu'une surface immaculée.

moins utilisées.) Pour autant, limiter le blanc à la pureté serait un peu court : il est aussi la couleur du sperme (considéré comme une souillure), des pertes blanches (*idem*, même si elles servent à nettoyer le vagin de ses bactéries) et du lait maternel (or, pour être mère, le plus souvent, on est passée par des rapports sexuels).

Se dessinent alors les contours d'un blanc plus ambigu : rien n'est plus délicieux à saccager qu'une surface immaculée. Nous ne sommes plus très loin du fétichisme médical, ou de la salirophilie, qui n'aime rien tant que tacher les draps et souiller ses adeptes.

Consensus et consentement

Tout est dit ? Non, bien sûr que non. Car la sexualité elle-même comporte des pratiques blanches : on parle alors de sexualité « vanille ». Ce vocable, apparu dans les années 1960 mais popularisé dans le jargon sexuel depuis une vingtaine d'années, décrit les rapports conventionnels, conjugaux, consentis, sans fantaisie.

La vanille érotique serait au sexe ce que la vanille alimentaire est à la gastronomie : un parfum sans intérêt, mais largement apprécié par les personnes dénuées de bon goût et/ou d'imagination (snobisme, bonjour). Le mot comporte donc souvent une connotation méprisante – sauf chez ses défenseurs et défenseuses (dont votre humble servitrice dominicale fait partie).

Pourquoi tant de haine ? Parce que le sexe vanille a été conceptualisé en opposition aux sexualités « noires » du BDSM (bondage, domination, sadomasochisme) et au vaste champ chromatique du *queer* (c'est-à-dire littéralement, le bizarre). Cette réputation d'ennui associée à la vanille déborde sur ce que nous appelons depuis le mouvement #metoo la zone blanche : celle du consensus et du consentement. Côté face, le licite rassure. Côté pile, si on s'en tient aux pratiques strictement permises par la religion et le code pénal, il ne reste que le missionnaire.

Cinquante nuances de blanc ?

Et pourtant ! On pourrait réhabiliter la zone blanche. Respecter radicalement ses partenaires n'entraîne pas nécessairement moins d'humour, moins de diversité et moins de pratiques exaltantes : si vous voulez mon avis, c'est même précisément l'inverse qui se passe. Avec la sexualité vanille, on peut se donner carte blanche !

Du « bon » côté de la zone grise, les possibles s'étendent à l'infini… À condition de renoncer à certains clichés (par exemple cette curieuse idée voulant qu'un bon amant soit forcément un « bad boy », alors que de nombreuses transgressions sexuelles sont justement dues à un manque de compétences, d'imagination et de savoirs). Qui sait, peut-être lira-t-on un jour un best-seller incroyablement érotique, appelé *Cinquante nuances de blanc* ? En attendant, le blanc-vanille dispose d'un ultime tour dans son sac : il est intrinsèquement sexuel – jusqu'aux origines de notre langue, donc de notre système de représentation. Car, étymologiquement, « vanille » vient du latin *vagina*, « gaine », qui donnera « vagin »… seulement au XVIIe siècle. Pour une zone encore régulièrement qualifiée de trou noir, c'est un comble, non ?

Respecter radicalement ses partenaires n'entraîne pas nécessairement moins d'humour, moins de diversité et moins de pratiques exaltantes.

Bondage

Ce saucissonnage, très en vogue, ne requiert quasiment rien.

L'art de l'attachement n'a jamais été aussi populaire : le bondage, qui donne son B au BDSM et leur b.a.-ba aux couples en mal de sensations fortes, séduirait ainsi la moitié des jeunes filles françaises [1] mais aussi la moitié des Canadiens [2]. Pour ceux qui font semblant de ne pas savoir de quoi il s'agit, le bondage consiste à attacher son partenaire, pour la déco, pour pimenter ses jeux de rôle, et parce qu'on peut aimer perdre (ou prendre) temporairement le contrôle.

Ce saucissonnage, très en vogue, ne requiert quasiment rien : des cordes de chanvre pour le côté folklorique ou n'importe quel attirail de contrainte – menottes, scotch magnétique, câbles, cravates… – et des commandements (« bouge pas », « mets tes mains là »…). Les précautions sont minimales : pas de corde autour du cou, pas de personne attachée laissée toute seule, pas de stupéfiants, et vogue le navire (ancré).

Serions-nous donc en présence d'une pratique démocratique, flexible, pas chère ? Voilà qui ne saurait durer ! Les vrais adeptes, qui vouent *Cinquante nuances de Grey* aux gémonies, parlent pour leur part de *shibari* ou de *kinbaku*, appellations d'origine contrôlée japonaise. Car avant de hanter nos boudoirs occidentaux, le *shibari* constituait une technique d'immobilisation des prisonniers, qui a évolué en empaquetage essentiellement esthétique, avec des formes et arrangements spécifiques (« comment transformer votre mari en composition florale, en trois leçons »). Ces jeux de corde ultraélitistes peuvent alors être employés pour méditer (Christophe André, si tu nous entends), produisant parfois des ivresses, sorties de corps et épisodes de spiritualité érotique. Traduction : le bondage en version originale est forcément meilleur que le nôtre – trop bêtement sexuel. Le monde des cordes libère de tout, sauf du snobisme.

1 Ipsos, « Sexualité : de quoi les Françaises ont-elles vraiment envie ? », enquête pour *Psychologies Magazine*, 29 avril 2014 (www.ipsos.com/fr-fr/sexualite-de-quoi-les-francaises-ont-elles-vraiment-envie).

2 Christian C. Joyal, Amélie Cossette et Vanessa Lapierre, « What Exactly Is an Unusual Sexual Fantasy ? », *The Journal of Sexual Medicine*, vol. 12, nº 2, février 2015, p. 328-340 (www.researchgate.net/publication/267627883_What_Exactly_Is_an_Unusual_Sexual_Fantasy).

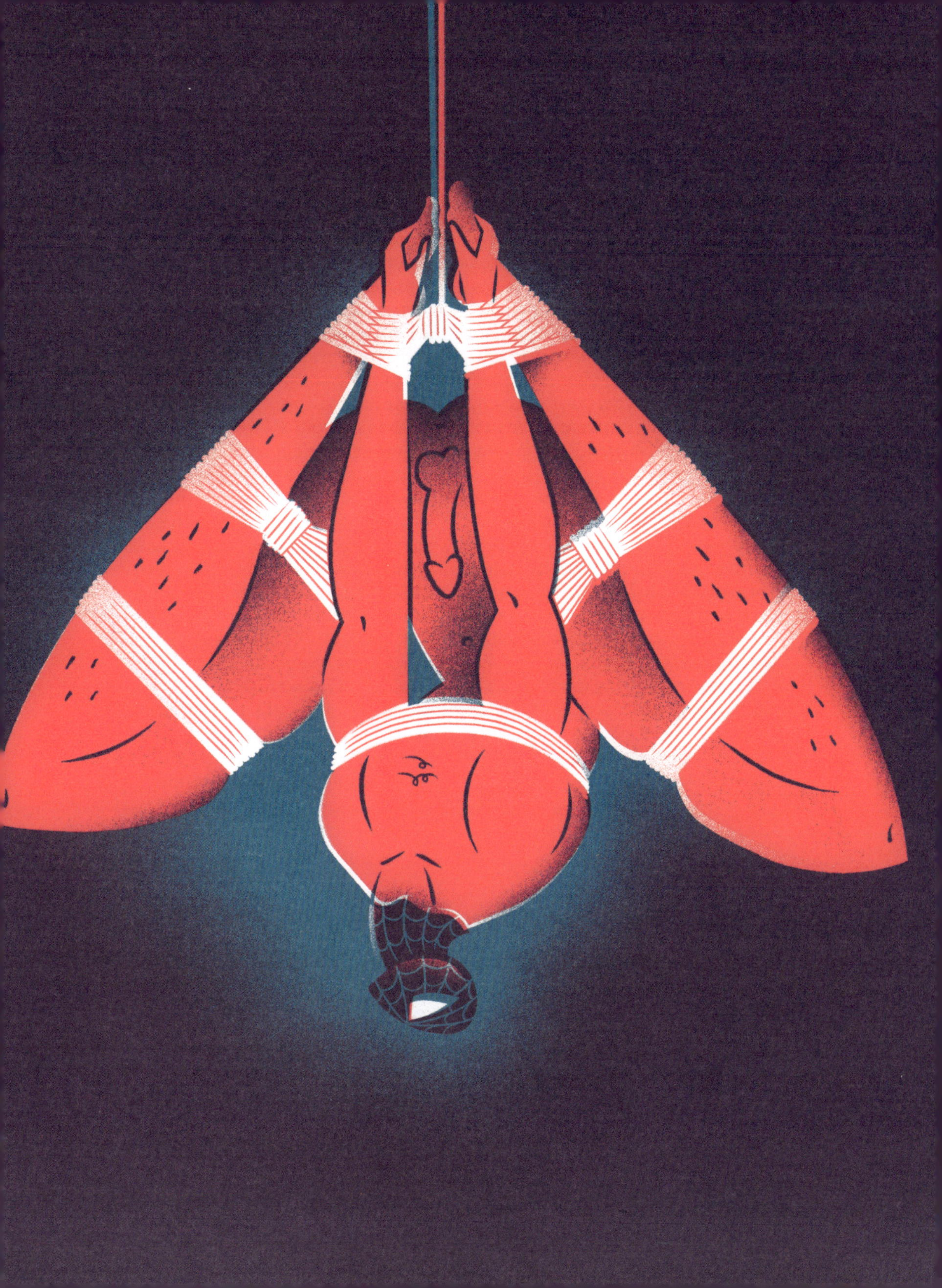

Boudoir

La sulfureuse réputation de cette alcôve a laissé place à un imaginaire de la coquetterie.

Symbole chic d'un amour à la française récemment assez contesté, le boudoir demeure le plus fréquentable de nos lieux infréquentables. On aime. On adore. Rien qu'à Paris, une quinzaine d'adresses lui empruntent (au moins partiellement) leur nom : un salon de massage, un bar, une maison de production... mais essentiellement des instituts de beauté. Signe des temps ? La sulfureuse réputation de cette alcôve a laissé place à un imaginaire de la coquetterie – une féminité plus élégante et commerciale, moins décadente et bacchanale.

Mais, au fait, c'est quoi, un boudoir ? Eh bien, il s'agit de l'antichambre soigneusement ornementée des (riches) dames. Le mot date de la pleine époque libertine. Sade l'a immortalisé en 1795 grâce à sa *Philosophie dans le boudoir*, qui relate comment Mme de Saint-Ange initie Eugénie aux mystères de Vénus (et pas pour causer manucure ni astrologie). Son étymologie nous arrive en droite ligne de « bouder », qui signifiait originellement « se mettre à l'écart » – car dans sa chambre, la maîtresse de maison n'est pas tranquille et, au salon, c'est monsieur qui reçoit. On se retranche donc dans un entre-deux servant à traiter de ses affaires intimes. Et, le cas échéant, à ne pas bouder son plaisir.

Depuis, la Révolution est passée par là. On a coupé des sexes... euh, des têtes.

Alors ce succès persistant ? Peut-être par nostalgie aristocratique. Peut-être par résistance envers une culture qui oppose érotisme et bon goût. Mais peut-être aussi par manque d'espaces domestiques privés, sacralisés, confortables, où les femmes pourraient bouder en paix : cette révolution-là reste à faire, qui ferait tomber la charge mentale. Pour nous réconcilier avec la charge sexuelle.

Branlette

Vous connaissez la chanson : la masturbation, « tout le monde le fait ». Le refrain est quasiment exact : les hommes et les femmes mettent massivement la main à la pâte (95 % des hommes et 74 % des femmes de 18 ans et plus)… comme la plupart des mammifères et tous les primates. La nature est bien faite ! La culture, elle, se prend les pieds dans le tapis. Les sources étymologiques de la masturbation remontent, excusez du peu, à la « manustupration » de Montaigne (formée sur le latin *manus stupratio*, littéralement « se salir la main ») ou au grec *mastropeuien* (« prostituer »). Ces jugements traversent nos interdits religieux, se révèlent dans l'expression de « pollutions » nocturnes, influencent le concept contemporain de dégradation, et infusent jusqu'au fantasme de salirophilie (comme son nom l'indique, il consiste à salir ses partenaires).

Mais là où ça devient compliqué, c'est que la masturbation occupe également une fonction de purge. Ne la pratique-t-on pas par hygiène ? Ne parle-t-on pas de polir son membre, de l'astiquer ? Les plaisirs solitaires participeraient ainsi de deux mouvements inverses : une pollution et un nettoyage. *Idem* pour l'onanisme, dont la pratique, selon Voltaire, implique un « abus de soi », alors qu'aujourd'hui, la masturbation est volontiers considérée comme un soin. La même ambivalence se retrouve dans notre argot : branler signifie « faire bouger, agiter »… ce qui n'empêche pas les branleurs d'incarner le contraire de l'agitation. Du coup, on n'y retrouve plus ses petits : la branlette nous ébranle. C'est-à-dire qu'elle nous fait, selon le Littré, « chanceler » – elle nous met en désordre. Pour rester neutre, on peut toujours se rabattre sur le très médical terme d'autosexualité. Mais fêter Mai-68 sans accepter que nos désirs fassent désordre, ce serait dommage, non ?

Les hommes et les femmes mettent massivement la main à la pâte.

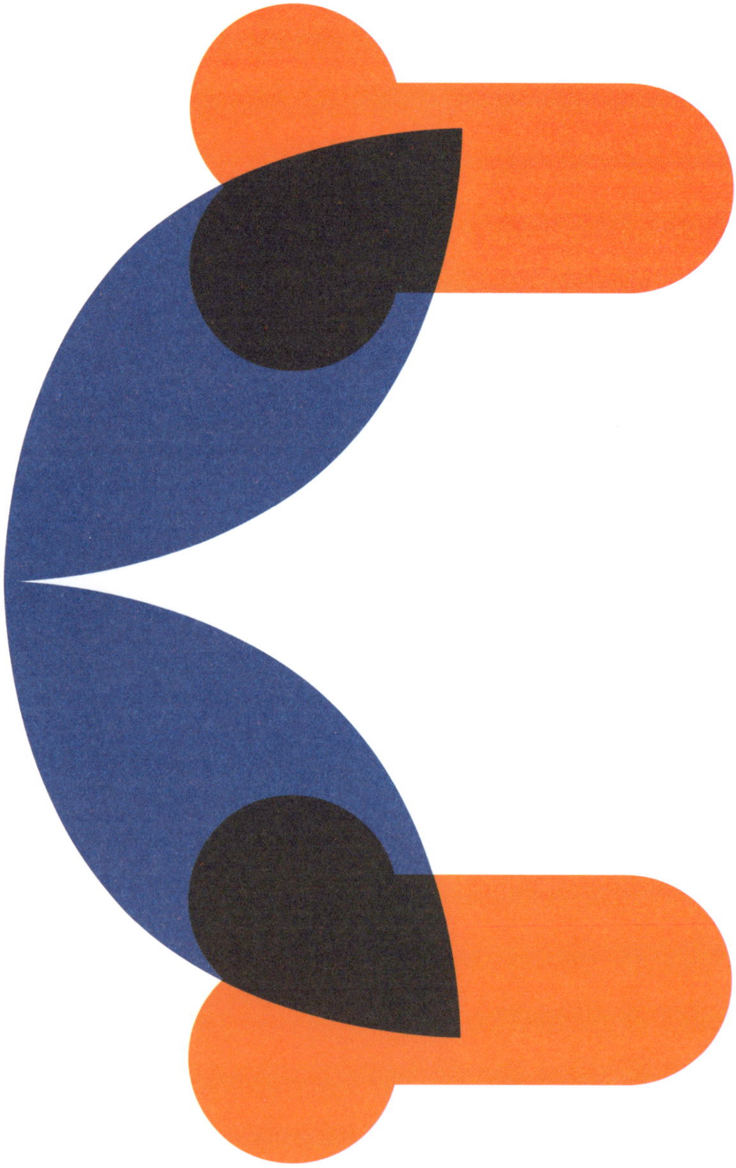

Cache-téton

À l'heure où les géants du Web traquent nos plus infimes courbures, où #metoo côtoie #freethenipple (« libérez le téton ») tandis que les Femen dépoitraillent la politique, force est d'admettre que les tétons sont devenus une partie très, très sensible de notre anatomie. Et pas seulement au féminin ! Au pays du Soleil-Levant (dont le drapeau ressemble furieusement à un mamelon écarlate), 84 % des femmes sont dégoûtées par la vision des rondelles transparaissant sous la chemise des *salarymen*[1]. Heureusement, l'Empire des sens a le sens du commerce : cette année, les cache-tétons masculins se sont vendus comme des petits seins : 55 000 unités. À 8 euros la paire sur le bien nommé Dot Store, ça défrise… d'autant que vous pourrez bientôt acheter des tee-shirts alvéolés haute technologie pour camoufler vos indécents renflements, pour la bagatelle de 62 euros. Ce dont on déduira l'équation suivante : cacher ses seins, ça coûte un bras.

En Europe, l'argument est plus pragmatique qu'esthétique : le joggeur du dimanche évite ce qui irrite tout en tenant sa bourse, à coups de gels, sparadraps et vernis à ongles (comptez 50 centimes la séance sportive confortable et pudique).

Ces timidités vous exaspèrent ? Pas de problème, le grand capital a réponse à tout. Les plus contrariants agrémenteront leur poitrine de faux tétons en relief, tandis que les adeptes des méthodes naturelles se tourneront vers les pompes et autres suceurs, destinés à faire gonfler les mamelons (mais pas les pectoraux, désolée). Entre les aréoles du péché et les auréoles de la vertu, le débat enfle : manifestement, il va falloir prendre nos mamelles en patience.

Les tétons sont devenus une partie très, très sensible de notre anatomie.

1 Voir Joan Coello, « Japanese Women Think Visible Man Nips are Gross », soranews24.com, 16 octobre 2014 (https://soranews24.com/2014/10/16/japanese-women-think-visible-man-nips-are-gross-nipple-pasties-for-men-to-the-rescue/).

Candaulisme

Le mot vient d'une légende antique : le roi Candaule épouse une femme si puissamment érotique qu'il décide de la faire « essayer » à l'un de ses officiers.

Pourquoi s'embêter avec l'infidélité quand on peut être candauliste ? Équivalent sexuel du socialisme utopique, le candaulisme célèbre le partage comme absolue jubilation. Ses adeptes n'aiment rien tant que voir leur compagne coucher avec d'autres. Le mot vient d'une légende antique : le roi Candaule épouse une femme si puissamment érotique qu'il décide de la faire « essayer » à l'un de ses officiers. Attention, *spoiler* : ça se termine mal. On retrouve pourtant les candaulistes triomphants au XVIIIe siècle, en Italie, où les nobles affublaient leur dame d'un chevalier très très servant [1].

Pendant que les jaloux enragent, l'idée fait son chemin. Sur Google Trends, on peut observer un effondrement de l'intérêt pour le libertinage, dont les requêtes ont été divisées par huit depuis 2004. Dans le même intervalle, le candaulisme partait de zéro pour doubler son concurrent en août 2010 (ne cherchez pas, il ne s'est rien passé) – au point qu'aujourd'hui le candaulisme est deux fois plus populaire que le libertinage. Les mêmes tendances sont visibles en langue anglaise. Selon les données du site Pornhub, « cuckold » est la catégorie qui a le plus progressé en 2017 : + 72 % de trafic. Et un livre de l'expert américain Justin Lehmiller avance que 58 % des hommes américains ont déjà fantasmé sur le candaulisme, pour un tiers des femmes (au féminin, le *cuckold* se dit *cuckquean* ou *cuckqueen*) [2].

Simple tendance ou évolution sociétale ? Qu'une société de la transparence pousse la fidélité dans ses retranchements peut se comprendre. Qu'une société de l'attention lâche son mot-clé fétiche dans cinq minutes n'est pas non plus exclu. Quoi qu'il en soit, le candaulisme compte des adeptes aussi nombreux que prosélytes : « candaulisme » est le seul mot nous ayant été réclamé à répétition… par vous autres, lecteurs. Vous êtes exaucés.

1 Sur ce sujet, voir Roberto Bizzocchi, *Les Sigisbées. Comment l'Italie inventa le mariage à trois*, Alma Editeur, 2016.

2 Voir Justin Lehmiller, *Tell Me What You Want. The Science of Sexual Desire and How it Can Help You Improve Your Sex Life*, Robinson, 2018.

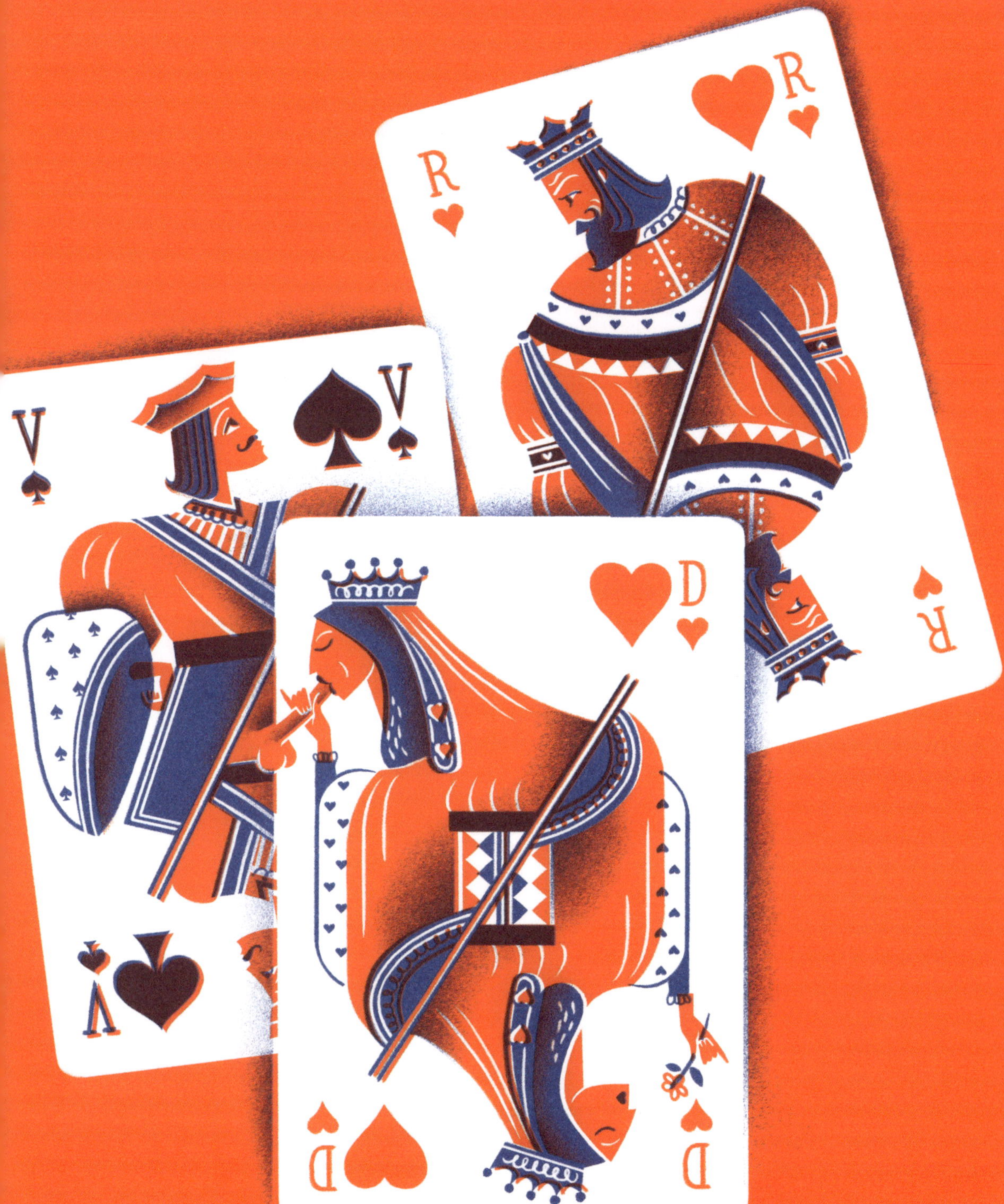
R
R
R
V
V
V
D
D
D

Carte du Tendre

Entre eaux troubles et zones grises, nous cartographions inlassablement notre réalité.

La carte du Tendre, ça vous rappelle des souvenirs de cours de littérature, non ? Ah ! le lac d'Indifférence ! Les villages de Billet-Galant ou d'Empressement, les bourgades malfamées de Perfidie, Négligence ou Indiscrétion ! On adorerait affirmer que les salons du XVIIe siècle n'ont pas pris une ride, mais comment dire : il manque Tinder, le préservatif et les *backrooms*. D'ailleurs, à l'époque déjà, la carte du Tendre suscitait des réactualisations : carte du royaume d'Amour, de Coquetterie, et même de Libertinie.

Par chance, en 2021, nous avons Internet. Sur HumanSexMap.com, vous pouvez non seulement consulter, mais annoter l'immensité des possibles. Au risque de faire chanceler Mme de Rambouillet, au risque d'écœurer les vantards et de réveiller les blasés, on y arpente le fétichisme des menstruations autant que le bondage par momification, avant de conquérir les plaines et vallées des orgasmes forcés, de la robosexualité, des escortes… On peut même, comble de la perversion, s'autoriser le détour par une petite île nommée Mundania, plantée entre la baie de la Répression et la mer de la Conformité, où se trouve le sexe « acceptable ». On a vite fait le tour, d'accord, mais avez-vous soupé à la citadelle de la Chasteté ?

Il existe cependant maintes autres déclinaisons de la carte du Tendre – à vrai dire autant que l'imagination peut en concevoir. Comment considérer autrement la possibilité, aux États-Unis, de consulter le lieu de résidence des criminels sexuels ? Comment oublier la géopolitique, qui fait fluctuer selon les avancées démocratiques la carte du Tendre gay, lesbienne ou trans ? Que dire des planisphères de la consommation de X, de la répartition régionale des fantasmes ?…

Entre eaux troubles et zones grises, nous cartographions inlassablement notre réalité, nous redéfinissons indéfiniment nos territoires. À l'abordage, camarades ! Il reste tant à découvrir.

Cerceles (de l'enfer)

Le sexe, c'est mal. D'accord, mais qu'est-ce qu'on risque ? Dans *La Divine Comédie* de Dante, écrite il y a sept siècles, nous trouvons des éléments de réponse. Les adeptes des plaisirs charnels se retrouvent en enfer, certes, mais ils sont clairement les moins damnés des damnés.

Le deuxième cercle qui les abrite se situe en effet juste après les limbes (remplies d'âmes non baptisées mais pas particulièrement pécheresses), alors que les cercles suivants (en termes de gravité) emprisonnent respectivement les gloutons, les avares, les colériques, les hérétiques, les agresseurs, les trompeurs et les traîtres.

La punition infligée aux fornicateurs relève d'ailleurs du pur symbolique, puisqu'ils se contentent d'être soumis à des vents sans relâche : dans le contexte contemporain, cette torture s'appelle le Finistère, chef-lieu Quimper, dont les habitants payent en outre des loyers (une autre forme de damnation, mettons). Pour comparaison, les gourmands, situés dans le cercle suivant, sont plongés dans une fange puante sous la pluie tout en se faisant mordre et griffer par le chien Cerbère – tandis que les résidents du neuvième cercle, le pire d'entre tous, côtoient carrément Satan.

Au cas où ce traitement serait encore trop rude, la compagnie vaut le détour : Tristan (sans Iseult), Cléopâtre (sans Marc-Antoine), Achille (sans Patrocle), et Pâris (avec Hélène de Troie, quand même).

Cette indulgence envers les fornicateurs est justifiée par Dante par le caractère non égocentrique de la luxure : ainsi, la violente tempête est censée symboliser les tourments de la passion, qui nous brinquebalent dans tous les sens. Face à un châtiment si homéopathique (comme en témoigneront les Finistériens), une seule conclusion s'impose : sexuellement, même en enfer, y'a pas mort d'homme.

Les adeptes des plaisirs charnels se retrouvent en enfer, certes, mais ils sont clairement les moins damnés des damnés.

Chair

Sur Pornhub, les fantasmes liés à la couleur de peau ou à la nationalité des personnages occupent 18 catégories sur 100. Ce qui correspond à une production considérable.

Anatomiquement, la chair désigne la partie molle d'un être vivant, sa « viande », qui s'opposerait à l'âme. Elle se trouve sous la peau. Pourtant, quand on parle de « couleur chair », c'est en fait la « couleur peau » que l'on sous-entend. Simple métonymie, qui confondrait le contenant et le contenu ? La question littéraire va devoir céder place à une question plus douloureuse, et plus urgente : en 2021, la peau est toujours monochrome...

Je vous invite vivement à en faire l'expérience par vous-même. Par exemple, si vous tapez sur Google Images des mots liés à la sexualité (sexe, missionnaire, levrette, fellation...), vous tomberez sur cinquante nuances de crème. À croire que seuls les Blancs et les Blanches font l'amour !

Quand les personnes de couleur sont prises en compte, c'est pour être réduites à des stéréotypes sexuels éculés : la « sauvagerie » des Noirs (au sexe surdimensionné et/ou aux fesses énormes), la soumission des Asiatiques (au petit sexe lisse), le tempérament enflammé des Latinos, l'exotisation de la Beurette ou le frisson de la racaille d'Afrique du Nord...

Les années 2020 ressemblent furieusement aux années 1920 ! Et la catégorie « Interracial » des sites pornographiques apparaît comme une enclave dépolitisée, imperméable aux revendications antiracistes, baignée de clichés hérités du temps des colonies.

Succès de la pornographie « ethnique »

La question politique ne peut pourtant pas être évacuée : en France, si les deux recherches les plus populaires de l'année 2019 sur la plate-forme Pornhub étaient « Française » et « French », il faut se rappeler que la catégorie « Arab » y est deux fois plus populaire qu'ailleurs dans le monde. Les logiques migratoires ne traînent jamais bien loin des logiques fantasmatiques.

Le succès de la pornographie « ethnique » se traduit également quantitativement : toujours sur Pornhub, les fantasmes liés à la couleur de peau ou à la nationalité des personnages occupent 18 catégories sur 100. Ce qui correspond à une production considérable.

Cette vigueur du porno raciste (appelons un chat un chat) s'appuie sur un système tout aussi raciste : le site féministe Jezebel a enquêté sur les répercussions du mouvement Black Lives Matter dans la porn Valley, et, sans surprise, les performeurs et performeuses de couleur sont victimes d'une double discrimination. Tout d'abord, ces acteurs et actrices trouvent moins de travail. En 2013, le journaliste Jon Millward (spécialiste en analyse de données) a dressé un tableau statistique basé sur la carrière de 10 000 hardeuses américaines, dont il ressortait que 70 % d'entre elles étaient blanches, et 33 % étaient même spécifiquement blondes (contre 5 % des Américaines dans la vraie vie). Les autres couleurs de peau étaient réparties ainsi : 14 % de Noires, 10 % de Latinos, 5 % d'Asiatiques.

Par ailleurs, le travail des personnes non blanches est moins bien payé (entre moins 25 et moins 50 %). Pour donner un exemple particulièrement révélateur, une hardeuse blanche peut monnayer jusqu'à dix fois le tarif habituel d'une scène sexuelle lorsqu'il s'agit de son premier rapport « interracial ». Pourquoi ? Parce que l'industrie considère que, pour une Blanche, coucher avec un Noir constitue une pratique extrême qui compromet sa « pureté » (*sic*). D'ailleurs, selon les données recueillies par Jon Millward, 53 % des femmes seulement acceptent de tourner ce genre de séquences, ce qui en dit long sur la stigmatisation qui y reste attachée. Inutile de préciser que pour coucher avec un Noir ou avec un Blanc une performeuse noire ne touchera pas un centime de plus.

Cette inégalité de traitement des personnes réelles se traduit logiquement par une inégalité de traitement des personnages fictifs. Ainsi, selon une étude fondée sur l'analyse de 1 741 scènes pornographiques, « les actrices noires sont plus souvent représentées comme victimes d'agressions que les actrices blanches. Les acteurs noirs sont plus souvent représentés comme les coupables de ces agressions, et en comparaison avec les acteurs blancs, ils ont beaucoup moins d'intimité avec leurs partenaires [1] ». Une autre étude trouve pour sa part que ce sont les performeuses latinos et asiatiques qui sont les plus stigmatisées à l'écran [2].

Du côté des sextoys, la question de la « couleur chair » est un peu moins présente : non seulement il serait trop compliqué de proposer chaque teinte disponible (d'autant que le gland ou les petites lèvres n'ont pas forcément la même couleur que la hampe du pénis ou la vulve, sans parler des veines et autres dégradés), mais les godemichés et vaginettes ultraréalistes sont moins populaires que jusqu'au milieu des années 1990. Et pour cause : les concepteurs considèrent que la « couleur chair » rebute les femmes (comme chacun sait, les choses trop explicites nous font nous évanouir comme des ladies de l'ère victorienne).

Marketing

Ce désamour pour les carnations humaines repose aussi sur un positionnement marketing : plus le sextoy se démarque de l'anatomie, moins il est identifiable comme un ersatz ou un pis-aller, et plus on s'éloigne d'un imaginaire réservant les jouets sexuels aux désespérés et autres exclus du marché sexuel.

De toute façon, la moitié des sextoys sont achetés par des couples : pas besoin de rajouter quelque chose qui ressemble à un être humain, quand on a déjà un être humain sous la main – au risque, en plus, de créer une forme de concurrence !

Mieux vaut prendre au contraire le contre-pied de cette tendance, en jouant la carte de l'objet technologique décoratif, décomplexant et ludique, à surface pastel ou pop, unie ou multicolore, fluorescente, phosphorescente, couverte de paillettes et de strass… À côté, la peau humaine semble un peu terne !

Cela dit, les sextoys ultraréalistes existent toujours – parcourus par

Ce désamour pour les carnations humaines repose aussi sur un positionnement marketing : plus le sextoy se démarque de l'anatomie, moins il est identifiable comme un ersatz.

les clichés et tensions politiques qui irriguent le reste de la société. Ainsi, au Royaume-Uni, la grande plateforme LoveHoney nous accueille-t-elle dans sa section « godemichés » avec une bannière inclusive : un pénis blanc, un pénis marron et un pénis rose fluo. Impeccable ? Pas vraiment : le pénis marron est beaucoup plus grand que les deux autres (les questions de taille restent l'objet de vastes débats)… Par ailleurs, la parité n'est pas respectée : 117 godemichés sont estampillés « peau rose », contre seulement 32 pour la « peau marron ».

Que conclure de ces disparités ? Que de Google aux sextoys en passant par la pornographie ou même les crèmes de blanchiment des organes génitaux (évoquées dans l'entrée Blanc de ce livre), non seulement la blancheur est considérée comme la norme, mais aussi comme la couleur la plus désirable. Pour redonner au nuancier sexuel toute son amplitude, il y a clairement du boulot.

La blancheur est considérée comme la norme, mais aussi comme la couleur la plus désirable.

1 Voir Niki Fritz, Vinny Malic, Bryant Paul et Yanyan Zhou, « Worse Than Objects: The Depiction of Black Women and Men and Their Sexual Relationship in Pornography », *Gender Issues*, avril 2020.
2 Voir Eran Shor et Golshan Golriz, « Gender, Race, and Aggression in Mainstream Pornography », *Archives of Sexual Behavior*, vol. 48, n° 3, avril 2019, p. 739-751.

Chatouilles

Si les bizarreries sexuelles vous évoquent des univers noirs – douleur, peur, culpabilité –, rassurez-vous avec les adeptes d'ours en peluche, de câlins, de ballons et, pourquoi pas, de chatouilles. On appelle ça la knismolagnie. Faire poiler son partenaire pendant la phase d'excitation n'a rien d'absurde : les réponses physiologiques au stress se ressemblent, se confondent parfois. Femme qui rit… Adrénaline, rougeurs, hyperventilation, dérobades des victimes : on n'est pas loin des soubresauts de l'orgasme.

Les chatouilles se déclinent des préliminaires jusqu'aux cruelles punitions. Elles ont leur forum (3,5 millions de membres) et leurs maîtres chatouilleurs, qui peuvent s'acharner sur une zone spécifique (les pieds tiennent le haut du pavé), choisir un outil (mains, brosse, aspirateur), adjoindre un scénario, un costume, etc. Les conséquences s'étendent de l'excitation au vomissement, de l'incontinence à l'évanouissement, en passant par l'étouffement. Et la mort de rire. Historiquement, le chatouillement a pu servir de torture (chez les Chinois, les Japonais ou les Romains ; un témoignage mentionne en outre son utilisation exceptionnelle dans le camp de concentration de Flossenbürg). On ne plaisante pas avec la marrade : prolongée, la perte de contrôle fait paniquer. Abusive, elle donne lieu à des chantages, comme dans le documentaire *Tickled* (2016), de David Farrier.

Alors d'accord, en sexualité, le risque zéro n'existe pas. On peut en rire ou en pleurer. Mais pour cette fois, franchement, le rire semble clairement indiqué.

Les chatouilles se déclinent des préliminaires jusqu'aux cruelles punitions.

Chatte

Du chas à la chatte en passant par le chameau, nous butons sur les -meau et les mots... mais, finalement, nous retombons toujours sur nos pattes.

De la sauvage Catwoman (forcément héroïque) à la domestique « femme à chat » (forcément pathétique), le caractère félin des femmes constitue un cliché solidement implanté dans notre imaginaire collectif. La femme est un chat, la femme a une chatte, les moutons seront bien gardés. Et pas qu'en français !

Les Allemands disent *Muschi*, les Anglais ont leur *pussy*. Le double sens de ce terme possède pourtant des origines différentes, selon les langues : le doctorant en linguistique, Hugo Blanchet, explique qu'« il y a précisément une rencontre entre le mot *puss*, "chat", d'origine germanique (et probablement onomatopéique), et le mot *puss*, "bouche, lèvre". Même chose pour chatte : il y aurait collusion entre le mot latin *catta*, "chat femelle" (d'après une base indo-européenne *kat*, vraisemblablement empruntée à une langue afro-asiatique), et le germanique *gata*, *gate*, "passage, trou", dont le sens secondaire "anus" est attesté ». La même racine se déplacerait alors anatomiquement, d'orifice en orifice.

Du côté des études du Centre national des ressources textuelles et lexicales, on ajoute encore une petite couche de complexité en évoquant l'homonymie de « chat » avec le « chas » cher aux couturières, lui-même apparenté à la chasse et à la chasteté. Ce qui nous fait évidemment relire avec circonspection la parabole de saint Matthieu, l'évangéliste : « Je vous le dis encore, il est plus facile à un chameau de passer par le trou d'une aiguille qu'à un riche d'entrer dans le royaume de Dieu. » Du chas à la chatte en passant par le chameau, nous butons sur les -meau et les mots... mais, finalement, nous retombons toujours sur nos pattes.

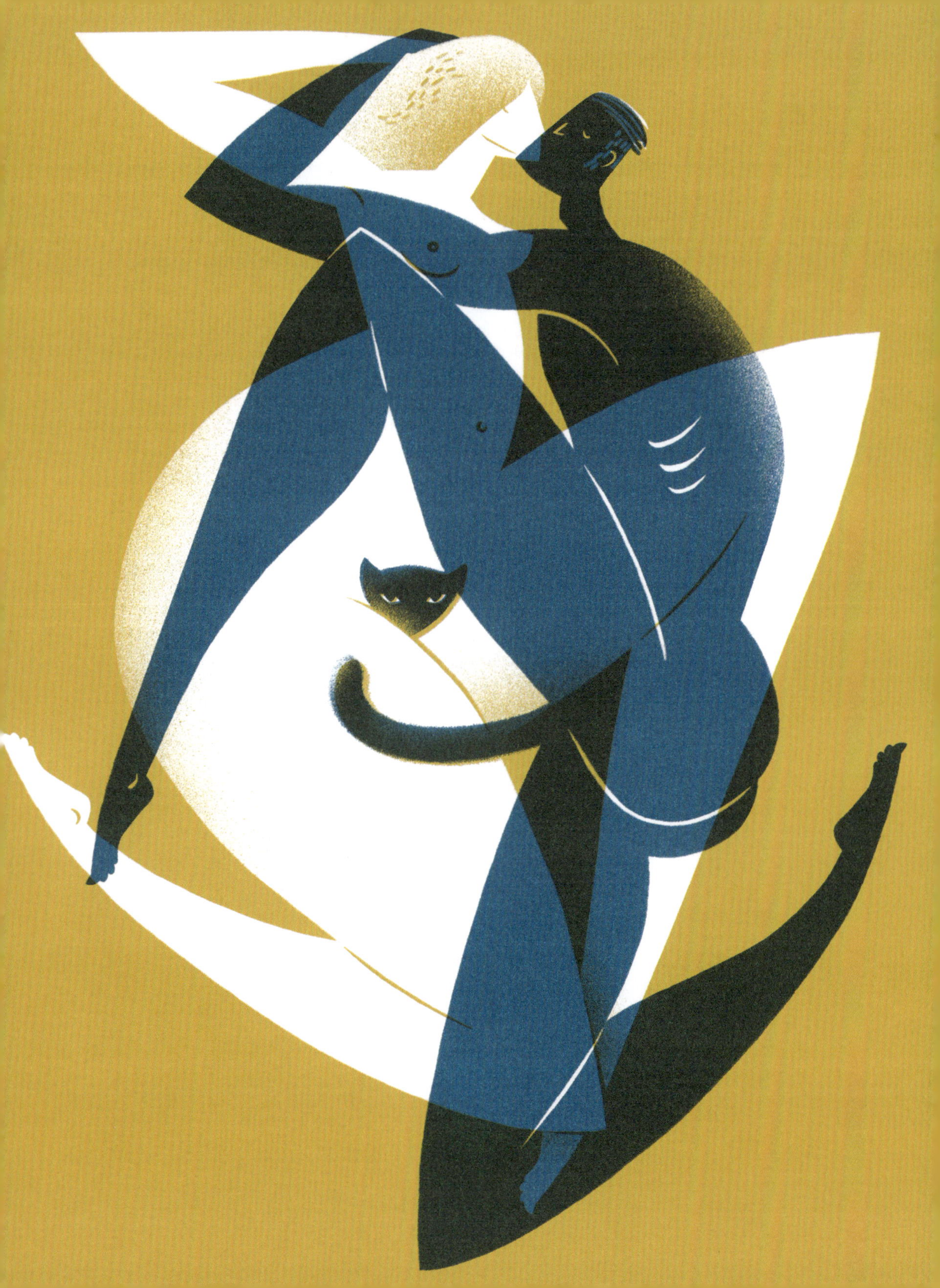

Chevalerie

Cela pourrait sembler paradoxal, en pleine crise des masculinités, mais la chevalerie connaît un étonnant retour dans notre imaginaire. Elle s'associe à des valeurs de loyauté, de courage, de protection des faibles… donc des femmes. Ah! Nous voici en pleine actualité. Le chevalier autoproclamé a suivi l'actualité, il a tout compris au mouvement #metoo: les femmes sont des demoiselles en détresse, sauvons-les, y compris contre leur gré (oups!)…

Si la chevalerie contemporaine a perdu son destrier et ses imparables techniques de drague (parchemin ou Wi-Fi, il faut choisir), elle prend la forme d'un sexisme bienveillant très ostentatoire… et très contraire à la discrétion attendue de la courtoisie. Le chevalier, c'est l'ami paternaliste qui insiste pour vous ramener devant votre immeuble sous prétexte qu'il est plus de 21 h 04. C'est celui qui discourt sur la supériorité féminine « tellement intuitive et mystérieuse ». C'est le collègue qui pose d'autorité sa veste sur vos épaules. De belles intentions? Certes, mais en traitant la féminité comme une faiblesse, en rappelant constamment les dangers du monde extérieur, le chevalier exerce à l'encontre des femmes un rappel à l'ordre, en l'occurrence, moyenâgeux.

On ne s'étonnera donc pas qu'il ait mauvaise presse, ni que ses motivations soient questionnées. Ultime raison de cette méfiance : la chevalerie entretient un imaginaire de l'amour pas franchement Peace and Love – pensez aux conquêtes, aux femmes qu'on prend. De fait, si les féministes sont accusées d'organiser une guerre des sexes, ce sont clairement ses ennemis qui propagent les stéréotypes les plus bellicistes.

Le chevalier, c'est l'ami paternaliste qui insiste pour vous ramener devant votre immeuble sous prétexte qu'il est plus de 21 h 04.

Circlusion

« Pénétrer : verbe intransitif, "entrer, s'avancer à l'intérieur de quelque chose" » (Larousse). Sous nos draps, la pénétration est synonyme de rapport sexuel. Ça paraît neutre, ça ne l'est pas. Déjà parce que tous les rapports sexuels n'impliquent pas de pénétration. Ensuite parce qu'un homme va et vient plus qu'il ne pénètre.

La pénétration oublie que le pénis ressort. Elle mobilise l'imaginaire de la conquête : l'homme prend, possède. Même quand le rapport dure trois minutes. Y compris quand, objectivement, c'est toujours le corps des pénétrés qui « prend » celui des pénétrants. Et c'est bien là que ça coince : la pénétration implique que seul le pénétrant est actif (l'autre partenaire est relégué à « quelque chose »). Or toute personne ayant déjà reçu un pénis (un index, un sextoy, une banane) peut faire l'expérience du contraire.

C'est pourquoi l'artiste Bini Adamczak a inventé un nouveau mot, circlusion (verbe : circlure)[1]. Lors d'un rapport hétérosexuel, une femme « circlut » un homme. Elle le recouvre, l'enserre, l'enfile. Activement. En France, c'est la podcasteuse Victoire Tuaillon et l'auteur Martin Page qui ont fait entrer la circlusion dans l'espace public, en avril 2019, lors d'une conversation sur la pénétration.

Faut-il changer de logiciel, envoyer un mémo à l'Académie française ? Absolument. Et l'un des meilleurs arguments provient d'Adamczak elle-même : « Le mot pénétration comporte quatre syllabes, circlusion en a seulement trois. Ainsi son introduction est tout à fait dans l'intérêt de l'économie. Nous gagnons du temps précieux que nous pouvons ensuite investir dans la baise[2]. » Alors, si c'est pour la bonne cause...

Lors d'un rapport hétérosexuel, une femme circlut un homme. Elle le recouvre, l'enserre, l'enfile. Activement.

1 Bini Adamczak, « *Come on*. Über ein neues Wort, das sich aufdrängt – und unser Sprechen über Sex revolutionieren wird », *AK-Analyse & Kritik*, n° 614, 15 mars 2016 (https://archiv.akweb.de/ak_s/ak614/04.htm, trad. fr. disponible sur www.revue-glad.org/1401#doc-authors-infos).
2 *Ibid.*

Clitoris

Clitoris, nom masculin : contrariant, non ? C'est que de cet organe féminin, strictement consacré au plaisir, on n'a pas encore percé tous les mystères. Les origines ? Disputées. Le *kleitoris* grec pourrait être une petite colline, une clé ou un fermoir (rien ne nous empêche de retenir les trois possibilités). Même flou artistique du côté des synonymes : bouton, haricot, petit pois, ou encore berlingot.

Tout cela est adorable, certes, mais anatomiquement faux : le clitoris fait de 10 à 12 centimètres (format haricot vert). La partie qui dépasse de la vulve n'est que le gland, poursuivi sous la peau par deux tiges enserrant le vagin. Des ramifications encore aujourd'hui rabotées par l'imaginaire collectif, qui ne voit que le bout de son nez – exactement comme si nous confondions la luette avec l'œsophage ou le bouchon de liège avec une bouteille de morgon 2011. Voici donc le clitoris piégé entre deux types d'excision : l'une culturelle, qui en coupe les pieds ; l'autre religieuse, qui en coupe le gland. Avec ça, on n'est pas rendus.

Et ça n'est pas fini ! Pour diminuer le clitoris, toute une littérature le définit comme un petit pénis. Une comparaison pas totalement absurde : gland, prépuce, frein, corps spongieux et caverneux, les basiques sont identiques, jusque dans le potentiel érectile. Cette ressemblance est logique puisque la différenciation sexuelle n'apparaît qu'à la septième semaine de grossesse.

Du coup, s'il fallait faire preuve de mesquinerie, on pourrait avancer que le sexe masculin est un clitoris embarrassé d'un urètre, possédant une seule hampe plutôt que deux, et rendu vulnérable par une position hors du corps. Mais las ! On entend encore parler de « pénis atrophié ». Une chose est sûre : d'approximation anatomique en injustices métaphoriques, la langue est tout, sauf l'alliée naturelle du clitoris. Un comble.

Voici donc le clitoris piégé entre deux types d'excision : l'une culturelle, qui en coupe les pieds ; l'autre religieuse, qui en coupe le gland. Avec ça, on n'est pas rendus.

Cocu

Impardonnable, l'infidélité ? Partout, sauf chez nous : seuls 47 % des Français la trouvent moralement inacceptable, contre 84 % des Américains ou 94 % des Turcs[1]. Quelque 650 000 femmes sont actuellement infidèles, soit 650 000 cocus... Autant faire connaissance !

Les chiffres : un tiers des femmes ont déjà été infidèles (contre un quart il y a quinze ans). C'est beaucoup, mais toujours moins que les 55 % d'hommes ayant fricoté ailleurs. Quelque 16 % des femmes ont déjà trompé leur partenaire actuel et 4 % le trompent en ce moment[2].

La loi : en décembre 2015, la Cour de cassation a décidé que l'infidélité n'est plus contraire à la morale. L'article 212 du Code civil stipule tout de même que les époux se doivent fidélité. On n'y retrouve plus ses petits.

L'anecdote : le cocu a toujours été un nom d'oiseau. Il descend du coucou, espèce dont les femelles pondent dans d'autres nids que le leur. Comme par hasard, le coucou n'est pas menacé en France.

L'œuvre : *Sermon pour la consolation des cocus*, par Charles Fourier (1772-1837). « Oui, Messieurs, tandis qu'il y aura des maris, il est impossible qu'il n'y ait des COCUS. La nature changera, ou les femmes ne changeront pas ; elles ont été infidèles, et elles le seront toujours jusqu'à la fin[3]. »

La politique : aux États-Unis, *cuck* et *cuckold* sont devenus des mots bannières de l'extrême droite. L'expression sert à insulter les anti-Trump : est *cuck* celui qui embrasse les valeurs de gauche, notamment le féminisme et l'antiracisme.

Le cocu a toujours été un nom d'oiseau. Il descend du coucou, espèce dont les femelles pondent dans d'autres nids que le leur.

1 Pew Research Center, « Extramarital Affairs topline », 14 janvier 2014 (www.pewresearch.org/global/2014/01/14/extramarital-affairs-topline/).

2 Ifop, « Les Françaises et l'infidélité féminine à l'heure des sites de rencontre », enquête pour Daylov.com, 9 janvier 2017 (www.ifop.com/wp-content/uploads/2018/03/3601-1-annexe_file.pdf).

3 Charles Fourier, *Sermon pour la consolation des cocus suivi de Hiérarchie du cocuage*, Éditions Manucius, 2017.

Cœur

Le symbole en forme de cœur trouve son origine comme motif décoratif antique... mais un motif de feuille, donc plutôt botanique.

Dans son avant-propos aux *Monologues du vagin*, la célèbre féministe Gloria Steinem fait cette révélation : « La forme que nous appelons un cœur – dont la symétrie évoque bien plus une vulve que l'organe asymétrique dont elle porte le nom – est probablement un symbole résiduel d'organe féminin. Des siècles de domination masculine ont réduit cette figure de pouvoir à un emblème romantique[1]. »

Côté face, cette explication rendrait les parties de belote plus rigolotes : « tadam, valet de vulve, tu peux remballer ton neuf de pénis » (le pique symboliserait l'appareil génital masculin). Côté pile, la théorie de Steinem est loin de faire l'unanimité. Tout juste sait-on que le symbole en forme de cœur trouve son origine comme motif décoratif antique... mais un motif de feuille, donc plutôt botanique. Il évolue progressivement dans l'iconographie du Moyen Âge puis de la Renaissance, tout d'abord tête en bas (comme une poire) puis redressé (mais avec un bout d'artère qui dépasse), pour atteindre sa version moderne au XIXe siècle... avec l'invention de la Saint-Valentin. Depuis son intronisation dans le monde des émojis et de la typographie, le cœur déborde du sentiment purement amoureux : il marque notre appréciation (trop mignon <3), il traduit notre gratitude (merci pour le café <3), il orne nos selfies (cœur avec les doigts <3). À ce niveau d'ubiquité, on préférerait encore donner raison à Gloria Steinem et retourner jouer aux cartes : atout vulve !

1 Glorian Steinem, « Avant-propos », in Eve Ansler, *Les Monologues du vagin*, trad. fr. Lili Sztajn, Denoël, 2015, p. 13-14.

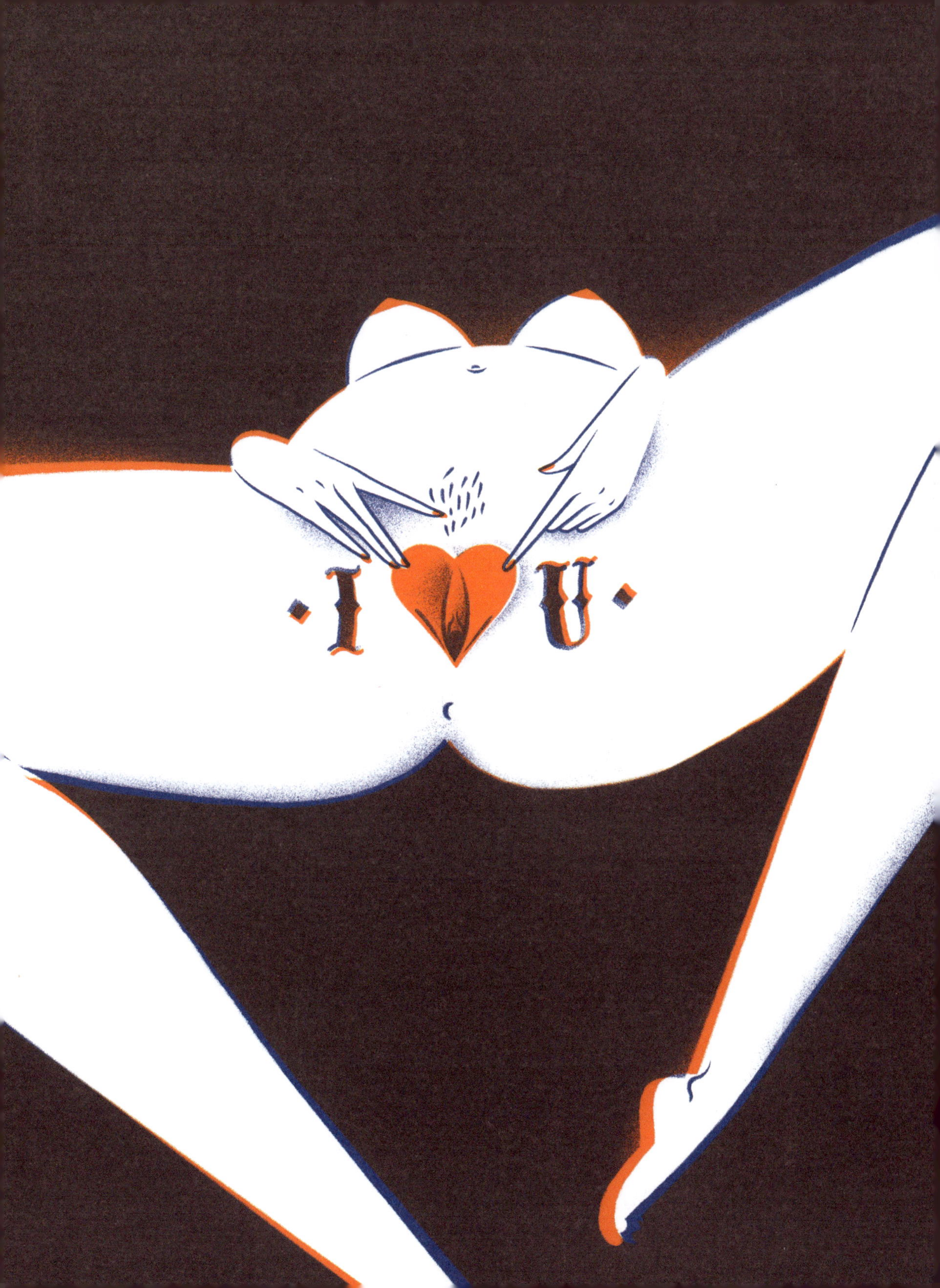
I ♥ U

Coït

C'est beau comme une chanson sentimentale : le coït vient du latin *coitus* (« union », « jonction », « coït »), mot tirant lui-même son origine de *co-ire* (« aller ensemble »). L'acte repose donc étymologiquement sur un déplacement en commun, que l'on retrouve d'ailleurs dans l'idée de « transports » amoureux ou érotiques. Si on parle de va-et-vient, si le sexe nous remue, ce n'est donc pas tout à fait par hasard.

Cette idée se traduit également dans la « sortie de corps » promise par le coït : on emmène notre partenaire au septième ciel, on grimpe aux rideaux, on fait des galipettes, on fusionne corps et âme avec l'autre – d'une manière ou d'une autre, on voyage (laissons de côté la question du tourisme sexuel, si vous le voulez bien). On ne s'étonnera donc pas d'apprendre que les Français font plus souvent l'amour en vacances ou dans des chambres d'hôtel. Ils plébiscitent également le sexe en extérieur, essentiellement dans la voiture, mais aussi à la piscine et à la plage, dans les parcs et jardins, ou dans l'avion pour quelques privilégiés.

La métaphore se file jusqu'au bout du plaisir, puisque l'extase trouve ses racines dans le grec *ἐκ*, « en dehors », et *ἵστημι*, « se tenir » : donc « être en dehors de soi-même »[1]. Pour un acte plutôt statique, plutôt sédentaire, nous embrassons un imaginaire du mouvement : décidément, nos ébats ont l'esprit de contradiction.

L'acte repose donc étymologiquement sur un déplacement en commun, que l'on retrouve d'ailleurs dans l'idée de « transports » amoureux ou érotiques.

1 Source : Wikipédia.

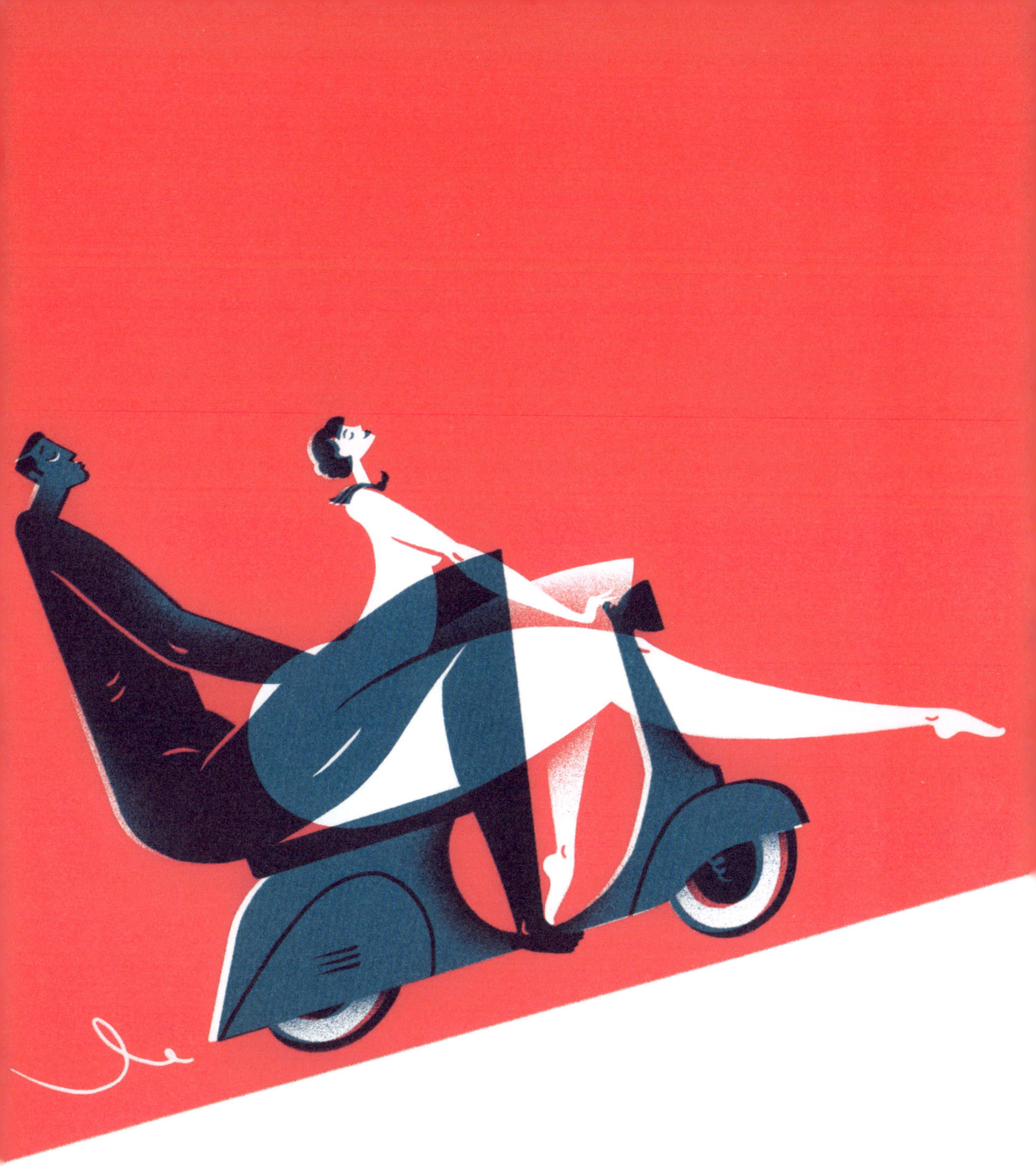

Con

En attendant l'émergence de l'insulte « glandu comme un scrotum », on regrettera l'association systématique de nos organes de plaisir à l'imaginaire de la stupidité.

« Les cons ça ose tout, c'est même à ça qu'on les reconnaît. » Cette réplique de Michel Audiard dans le film *Les Tontons flingueurs* est passée à la postérité. L'étymologie du mot « con », un peu moins. Car c'est bien du sexe féminin qu'on parle, hérité en ligne directe du latin *cunnus*, provenant lui-même d'une racine indo-européenne qui désigne les fourreaux et, par extension, certains organes sexuels... mais pas toujours féminins.

Le doctorant en linguistique Hugo Blanchet nous emmène ainsi dans un tour d'Europe aux embranchements anatomiques surprenants : le gallois *cwd* (« scrotum »), le grec *kusos* (« vagin », « vessie »), l'allemand *Hoden* (« testicules ») ou encore le lituanien *kuts* (« bourse à argent »). Autant dire que l'expression « con comme une bite », qu'on aurait pu réserver aux hermaphrodites, recèle des miracles de complexité.

En attendant l'émergence de l'insulte « glandu comme un scrotum », on regrettera l'association systématique de nos organes de plaisir à l'imaginaire de la stupidité : couillon, tête de nœud, glandu, *cunt* en anglais... le « con » n'a pas mérité ça ! Il n'est d'ailleurs une insulte que depuis le XIXe siècle.

À ne pas confondre avec le *cuniculus*, le lapin latin (la cuniculture désigne l'élevage de lapins). Une confusion entretenue par les bunnies des clubs Playboy (ces serveuses aux longues oreilles et petites queues touffues) ou par la vie sexuelle débridée que nous prêtons aux lagomorphes (oui, la famille des lapins s'appelle comme ça). Dépréciations, insultes, trouble sur les origines : on est à deux doigts de la maltraitance vaginale. Et non de la maltraitance animale, merci bien.

Conclure

« Je sens que ce soir, je vais conclure » : la savoureuse formule de Jean-Claude Dusse (interprété par Michel Blanc) dans *Les Bronzés font du ski* a quarante-deux ans, mais elle continue de faire mouche. Bien sûr, dans le langage courant, pas grand-monde n'utilise le verbe « conclure » pour parler de relations sexuelles. Mais presque tout le monde a déjà parlé d'« aller jusqu'au bout » ou même d'« avoir fait le tour ».

Conclure, étymologiquement, ça veut dire « fermer ensemble » (*conclaudo*). Le verbe s'utilise au sens propre (on boucle un enclos, on termine une conversation) comme au sens figuré : quand on « enferme » une pensée, on la comprend – on peut logiquement en tirer des conclusions.

Tout semble limpide, et pourtant, il manque un bout de l'histoire. Sexuellement, l'expression « conclure » manque d'objet : que sommes-nous donc en train de « fermer ensemble » ? Aller jusqu'au bout, d'accord, mais de quoi ? De la phase de séduction ? Du script psychosexuel ? De la conquête ? Autant d'explications concluantes, mais un peu raides : la relation charnelle ne marque-t-elle pas, quand même, le début de quelque chose ? Si le rapport sexuel est envisagé comme le « bout », si après les galipettes notre partenaire « a eu ce qu'il voulait »... n'est-ce pas une banalisation de tout ce qui vient ensuite ?

Dans ce paradigme-là, toute rencontre file vers son terminal, toute fusion aboutit à l'impasse et tout *coitus* devient *interruptus*. Paradoxalement, nous « fermons ensemble » la possibilité même d'être « ensemble »... mais aussi la possibilité d'être tout court : quand le rapport se termine par la petite mort, ce n'est pas l'amour qui s'achève, mais carrément l'amant. Triste conclusion.

Aller jusqu'au bout, d'accord, mais de quoi ? De la phase de séduction ? Du script psychosexuel ? De la conquête ?

Consentement

À lire la prose des défenseurs de la zone grise, le consentement serait une sorte de blob protéiforme insaisissable. La consultation d'un dictionnaire pourrait pourtant clarifier ce flou artistique, pour peu qu'on se réfère au rayon étymologie : consentir, c'est littéralement sentir ensemble. Le préfixe *-con* trouve en effet son origine dans le latin *-cum*, « avec », auquel on adjoint le verbe *sentire*. Ce dernier exprime des nuances salvatrices pour nos débats contemporains : il signifie « ressentir physiquement, moralement ou intellectuellement », mais aussi « exprimer ce ressenti ».

Comment traduire de manière contemporaine la sagesse de la langue ? C'est tout simple : un/e partenaire qui consent vous invite à entrer en empathie avec son ressenti, possiblement à de multiples niveaux. Si elle n'exprime rien (avec son corps, ses gestes, ses mots), elle ne consent pas. Impossible de se noyer dans la zone grise : c'est « ensemble » que nous produisons cet effort de perception mutuelle. Mieux encore : le consentement étant une forme de communication, il est parfaitement incompatible avec le silence, la stupeur ou la sidération.

Si vous vous retrouvez un jour face à un/e partenaire mutique, soyez raisonnable (si vous n'êtes pas raisonnable, soyez au moins linguiste) : passez votre chemin. Vous ne vous perdrez pas : le même verbe latin, *sentire*, vient de l'indo-européen **sent-*, « aller de l'avant ». Vous pourrez vous éloigner sans regret : faire l'amour sans « sentir ensemble » serait, de toute façon, parfaitement insensé.

Le consentement étant une forme de communication, il est parfaitement incompatible avec le silence, la stupeur ou la sidération.

Coquin

Lingerie coquine, soirée coquine, positions coquines... dans le langage courant, l'adjectif coquin est synonyme de grivoiserie rigolarde, d'érotique au goût douteux, de sexy sans danger.

La coquinerie originelle est pourtant loin de ces friponneries. Le coquin des siècles passés qualifie une personne malhonnête, trompeuse, sans scrupule, lâche. La coquine est une femme de petite vertu. Cette mauvaise réputation date : au XIIe siècle, le mot désigne un mendiant, une personne de très basse condition, avant d'incarner au XVIe siècle un vrai méchant. Pourquoi tant de haine ? On ne sait pas trop. Le mot pourrait remonter depuis le *coquinus* des Latins à cuistron (cuisinier, marmiton) ou à *coquistro* (bâtard, sans honneur).

Comment passe-t-on d'un mot aux connotations si chargées à notre coquin contemporain, qui ne trompe personne sur ses intentions – mais qui au contraire les affiche ? Le glissement exige un détour par le monde de l'enfance : le petit coquin est espiègle, malicieux, plutôt mignon. Ses bêtises ne prêtent pas à conséquence, et ça tombe bien : la sexualité passe souvent pour un passe-temps inconséquent. Le renvoi aux gamineries déculpabilise. Du coup, la coquinerie permet de vendre des dildos cloutés de 38 centimètres sans transgresser le tabou lié au sexe – un tour de passe-passe digne d'un dérapage en roue arrière à 180 degrés.

Résumons : les cocus, coquettes, cuistres et coqs français que nous sommes employons le mot coquin pour éviter de prendre au sérieux les aspects de notre sexualité que nous avons du mal à assumer. Ce qui fait de nous de fieffés coquins en effet : des êtres érotiques, mais aussi de vils poltrons...

Les cocus, coquettes, cuistres et coqs français que nous sommes employons le mot coquin pour éviter de prendre au sérieux les aspects de notre sexualité que nous avons du mal à assumer.

(bon) Coup

La sexualité est un sport de combat – au moins de combat de mots.

La sexualité est un sport de combat – au moins de combat de mots. Il y est question de coups, d'à-coups, de coups de boutoir, de coups d'un soir. La sexualité désirable, excitante, est-elle nécessairement agressive ? Georges Bataille est de cet avis. Dans l'introduction de son *Érotisme*, le penseur ne mâche pas ses mots : « Si l'élément de violation, voire de violence, qui la constitue, fait défaut, l'activité érotique atteint plus difficilement la plénitude[1]. »

Cette formule date d'exactement d'il y a soixante ans avant MeToo (1957-2017), une époque différente, comme l'actualité littéraire le démontre. Une époque où définir la violence comme constitutive de la bagatelle passait plutôt bien aux dîners mondains. Mais, au fait, d'où vient cette obsession sémantique ?

Pour le docteur en linguistique Hugo Blanchet, encore lui, « le mot est attesté depuis l'ancien français *colp*, qui doit venir d'une forme de latin vulgaire *colpus*, issue de la syncope du latin classique *colaphus*, "coup de poing", lui-même un emprunt au grec κόλᾰφος, de même sens ». Le pénis donne-t-il des coups de poings ? Le poing est-il le gland du bras ? On ne se prononcera pas sur cette question anatomique, mais on notera que la métaphore est identique en anglais (*to hit*, *to bang*) : pénétrer, c'est taper.

Sur le papier, ça pourrait paraître amusant – un simple vestige. Mais la langue informe notre impensé : avec environ 220 000 femmes adultes, victimes de violences sexuelles, par an (selon le Haut Conseil à l'égalité), il est peut-être temps d'admettre que quand on parle de coups, on en est toujours un mauvais.

1 Georges Bataille, *L'Érotisme* [1957], Éditions de Minuit, 2011.

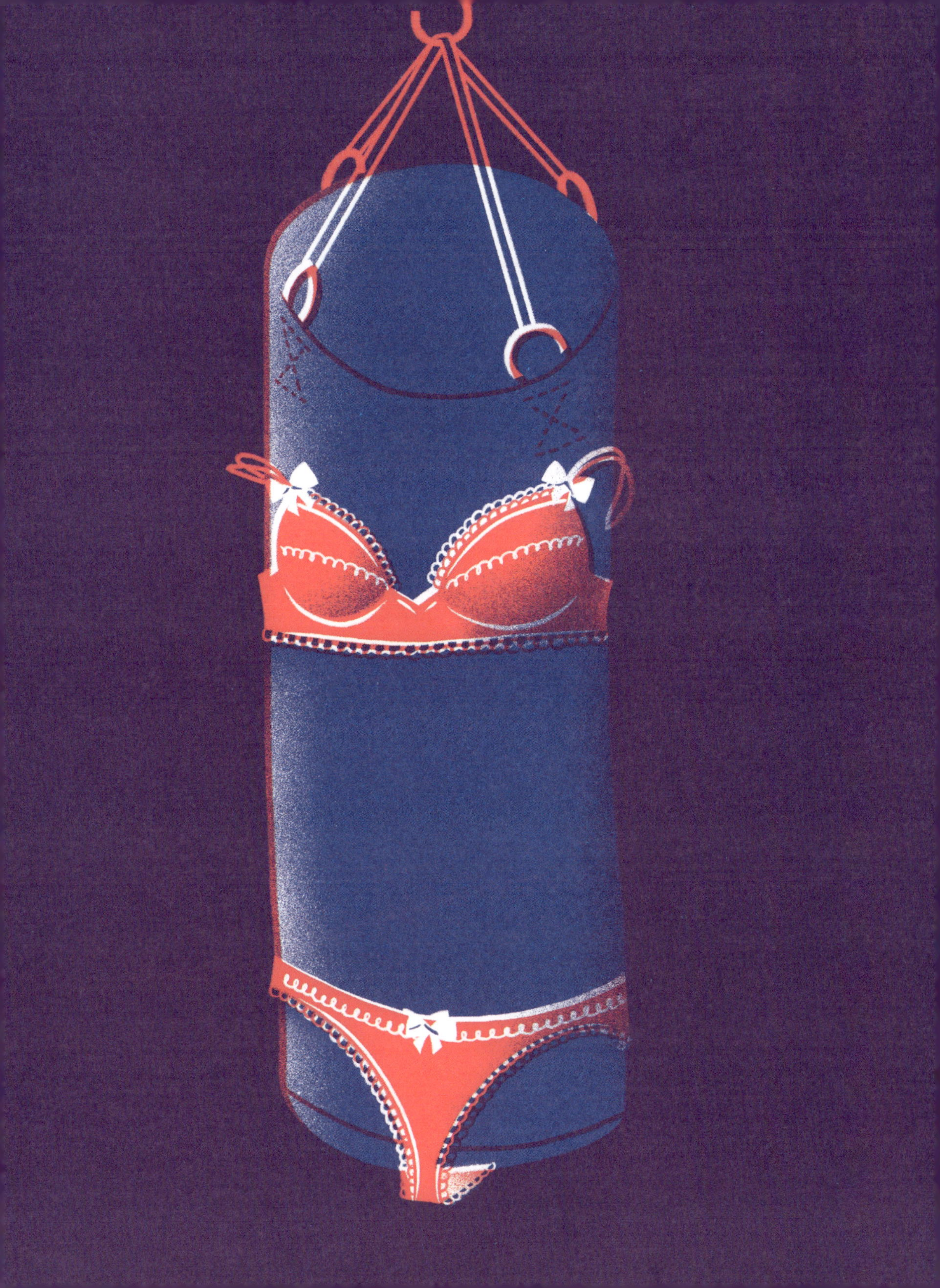

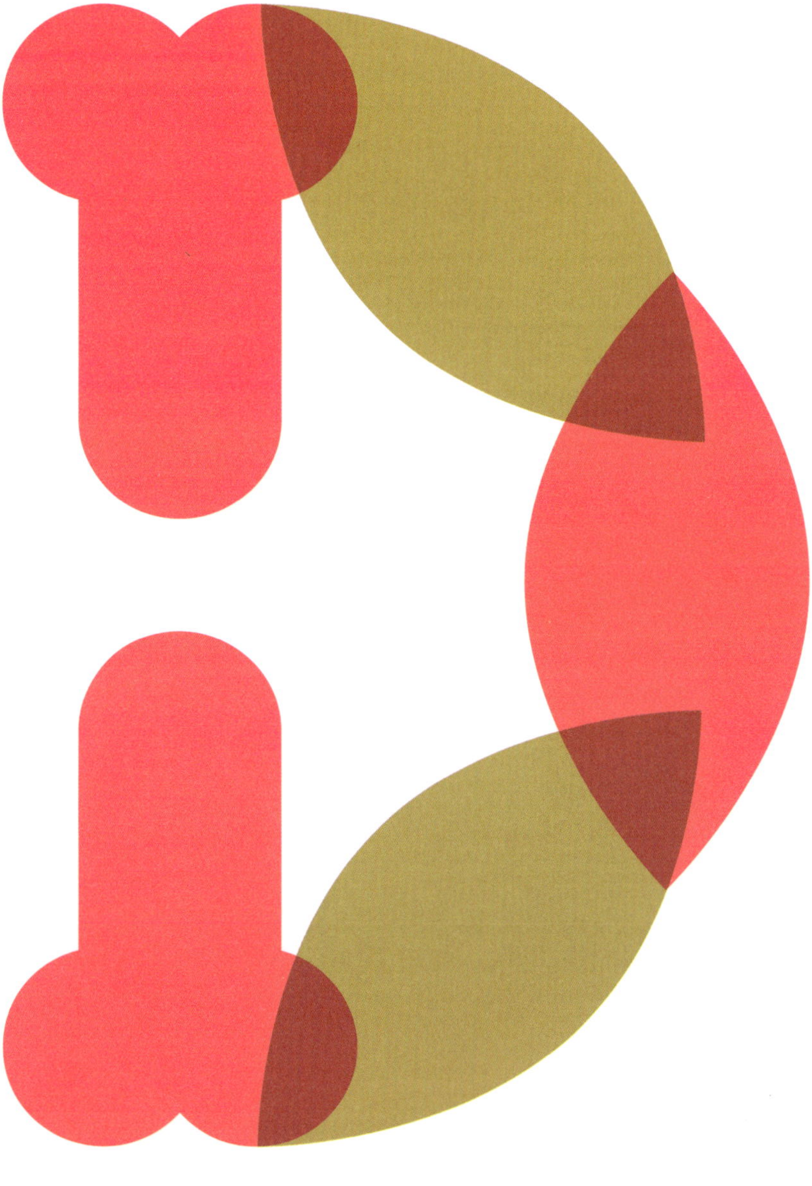

Donjon

Dans le milieu du BDSM (bondage, domination, sadomasochisme), est qualifié de donjon le lieu où tous les fantasmes s'expriment. Il s'agit à la fois d'un décor (sombre, composé généralement de pierres, grilles et tentures rouges) et d'une combinaison d'accessoires (croix de Saint-André, cheval-d'arçons, barres d'écartement, etc.). Mais au fait, pourquoi parler spécifiquement d'un donjon – sachant qu'en architecture il s'agit de la plus haute tour d'un château fort ? La réponse semble logique : la résidence du maître du château (le mot donjon vient du latin *dominus*, le seigneur) est naturellement devenue celle du maître sexuel.

Sauf que pas du tout. Pour en arriver à notre signification sexuelle contemporaine, il faut s'accorder un détour par la langue anglaise : si le *dungeon* british vient effectivement du donjon français, son sens s'est progressivement déplacé. Siècle après siècle, le *dungeon* passe des hauteurs du château à ses entrailles : il désigne non plus une tour mais le cachot, les caves, les oubliettes – non plus la résidence du maître, mais celle du prisonnier. Sacré retournement de situation ! Nous sommes donc en présence d'un faux ami… comme c'est souvent le cas quand cet ami tient la cravache, convenons-en.

Quoi qu'il en soit, c'est par les romans gothiques du XIXe siècle que le donjon fait son entrée dans la pop-culture : il devient lieu de pouvoir, de tyrannie, de torture et de punition. Mais l'ambivalence du donjon atteint son comble (et non ses combles) dans les contes de fées : on y enferme Raiponce, on y pique le doigt de la Belle au bois dormant… le temps que l'amour les libère. Le prince fera des héroïnes les maîtresses du château : du *dungeon* au donjon, en un baiser. Claqué.

Siècle après siècle, le dungeon *passe des hauteurs du château à ses entrailles : il désigne non plus une tour mais le cachot, les caves, les oubliettes.*

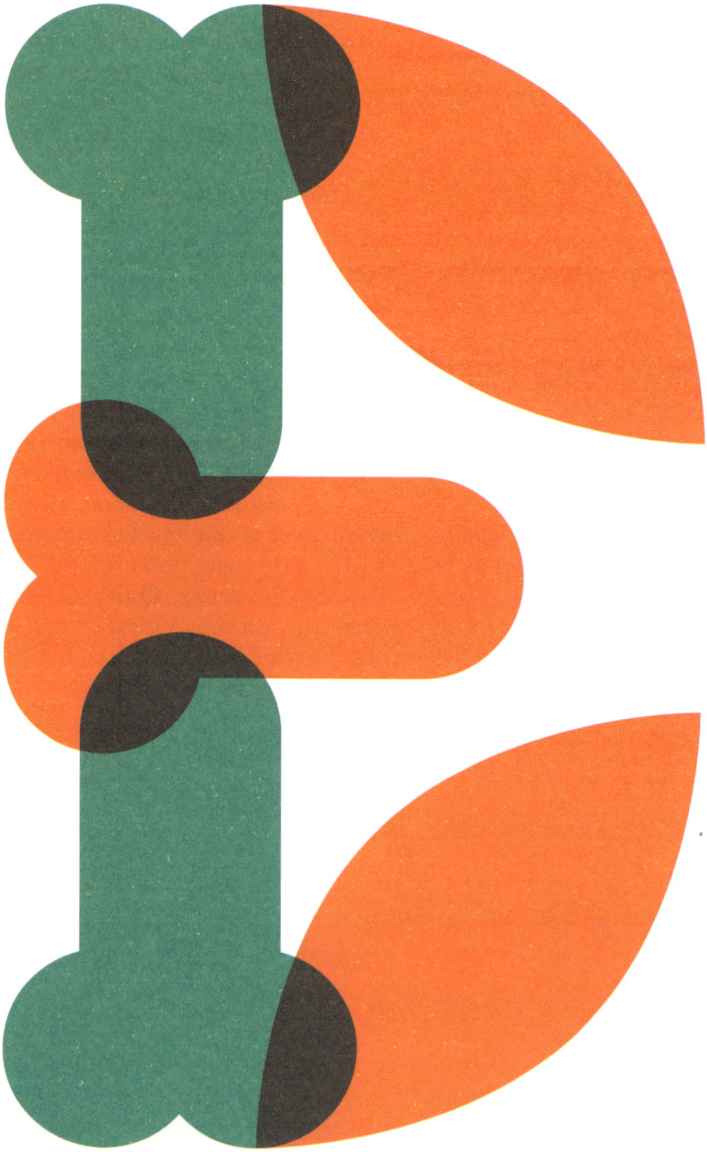

Edging

La technique existe depuis des lustres, mais elle gagne en renommée. L'*edging* – en bon français « contrôle de l'orgasme » – consiste à rester aussi longtemps que possible sur le plateau préorgasmique, avant de s'autoriser un soulagement forcément explosif. Comme quand on bande un arc : plus on maximise la tension, plus le tir est puissant. L'edging prodigue donc des « orgasmes étendus massifs » – rien que ça ! Il peut s'exercer en solitaire (on parle de masturbation ralentie), pendant la fellation, le cunnilingus, les cours de macramé et même le coït (avis aux *Sapiens erectus*, on appelle ça le *coitus reservatus*).

Ce regain d'intérêt pour l'*edging* dessine de nouveaux contours de la sexualité : jusqu'à récemment, nous étions obsédés par le dedans (quoi insérer, dans quels orifices, à quelle profondeur). Il fallait que ce soit efficace, et productif. Aujourd'hui, nous apprécions de nous tenir au bord (c'est d'ailleurs la signification du mot *edge* en anglais) pour mieux faire déborder nos partenaires. Cette tendance se retrouve dans le *rimjob* (ou anulingus, *rim* signifiant « rebord ») ou dans les sextoys. Ainsi, la nouvelle génération de vibrateurs clitoridiens se consacre aux contours du clitoris (modèle Womanizer et ses innombrables copies), tandis que la machine à fellation « intelligente » possède un mode « edging ». Jouer avec les limites du consentement et de la zone grise n'est plus franchement de saison : nous jouons maintenant avec les limites de l'orgasme. Au bord du vide, nous ressentons l'ivresse du vertige. Quitte à réinventer les dictons : c'est en tournant autour du pot qu'on fait les meilleures soupes.

Aujourd'hui, nous apprécions de nous tenir au bord (c'est d'ailleurs la signification du mot edge *en anglais) pour mieux faire déborder nos partenaires.*

Endurance

L'individu lambda a besoin de dix minutes pour parvenir à un état optimal d'excitation sexuelle – plus précisément 665 secondes pour les hommes et 743 secondes pour les femmes.

Quinze minutes chrono : c'est la durée d'une séance de méditation orgasmique, cette approche appartenant au mouvement *slow sex* qui nous vient de Californie. Côté pratique, la patiente s'allonge au sol, nue sous la ceinture. Une âme charitable assise à ses côtés lui massera le clitoris pendant, donc, exactement quinze minutes. Mais attention ! Avec son index seulement et en se concentrant sur le point de contact. L'idée étant de nourrir le système limbique (le cerveau émotionnel). Quand la séance est terminée, les partenaires débriefent devant un jambon-beurre.

Le temps vous semble long ? Si vous comparez au missionnaire, d'accord : nos ébats moyens culminent péniblement à cinq minutes quarante[1]. Quant aux sexothérapeutes, ils évoquent une durée souhaitable de sept à treize minutes[2].

Alors pourquoi quinze minutes ? Rappelons qu'il faut dix minutes à l'individu lambda pour parvenir à un état optimal d'excitation sexuelle – plus précisément 665 secondes pour les hommes et 743 secondes pour les femmes[3]. Or, une fois qu'elle est suffisamment excitée, une femme peut atteindre l'orgasme par la masturbation en deux minutes – on est dans les temps ! Et ça tombe bien : quand on leur pose la question, elles mentionnent des préliminaires de onze minutes, alors qu'elles les préféreraient de dix-neuf minutes[4]. Si on coupe la poire en deux, ça donne quinze… Oubliez le quart d'heure de célérité, prenez le quart d'heure du temps retrouvé. Vous pourriez bien faire des heureuses.

1 Marcel D. Waldinger, Paul Quinn, Maria Dilleen, Rajiv Mundayat, Dave H. Schweitzer et Mitradev Boolell, « Ejaculation Disorders: A Multinational Population Survey of Intravaginal Ejaculation Latency Time », *The Journal of Sexual Medicine*, vol. 2, n° 4, juillet 2005, p. 492-497.

2 Eric W. Corty et Jenay M. Guardiani, « Canadian and American Sex Therapists' Perceptions of Normal and Abnormal Ejaculatory Latencies: How Long Should Intercourse Last ? », *The Journal of Sexual Medicine*, vol. 5, n° 5, mai 2005, p. 1251-1256.

3 « Thermal Imaging Shatters Arousal Gender Gap Myth », mcgill.camcgill.ca, 29 septembre 2006 (www.mcgill.ca/newsroom/channels/news/thermal-imaging-shatters-arousal-gender-gap-myth-22044).

4 S. Andrea Miller et E. Sandra Byers, « Actual and desired duration of foreplay and intercourse: discordance and misperceptions within heterosexual couples », *The Journal of Sex Research*, vol. 41, n° 3, août 2004, p. 301-309.

Éros

Sur la couverture de l'édition 2019 du calendrier des Dieux du stade, le rugbyman Clément Daguin pose en Éros. Poupin aux pectoraux surgonflés, encadré d'ailes majestueuses, il semble prêt à nous transpercer de ses flèches. Viennent ensuite Priape, Zeus, Atlas ou encore Poséidon : au panthéon des plastiques impeccables, la mythologie grecque donne l'embarras du choix.

Pourquoi commencer par Éros ? Parce qu'il est, effectivement, l'une des cinq divinités primordiales. Issu de Chaos, il incarne l'amour et la puissance créatrice. Du moins au départ. Car son royaume s'est modifié au fil des avancées de la philosophie – ainsi l'Éros de Platon n'est pas l'Éros chrétien, augustinien ou freudien. Même chose dans les représentations picturales : androgyne au départ, il se transforme en jeune éphèbe, en enfant, en ange.

Épousant l'air du temps, Éros se métamorphose. Nous parlons désormais plus volontiers d'« érotisme », une catégorie tendance, gage de bon goût, constamment opposée à une pornographie devenue infréquentable. Recherche élitiste d'excitation contre gros sabots explicites : la hiérarchie est installée, on ne mélange pas les torchons et les serviettes. Sauf que... cette définition trahit la mythologie grecque. L'Éros des origines n'est en effet pas le dieu du désir : c'est son frère jumeau, Himéros, le héraut des plaisirs charnels. Un Himéros rayé de la carte des divinités par l'avènement des monothéismes. Cette confusion en dit long sur notre sexualisation de l'amour. Ou sur notre besoin de justifier romantiquement nos élans sexuels ! En tout cas, vous pourrez désormais briller auprès de votre libraire : « Pourrais-je avoir le calendrier himérotique du rugby, celui avec le blondinet sexy en couverture ? »

L'Éros des origines n'est en effet pas le dieu du désir : c'est son frère jumeau, Himéros, le héraut des plaisirs charnels.

Étoile de mer

Au rayon des rêves humides, les métaphores aquatiques sont légion – pensez à vos moules favorites ou au succès aphrodisiaque des huîtres. Le sexe se fait coquillage, on mouille, on suinte, on transpire.

Dans les tréfonds de ce bestiaire immergé erre l'étoile de mer, qui qualifie la partenaire sexuelle étalée en croix, passive, apathique au point de ne même pas refuser le rapport – laisser couler reste encore l'option la moins fatigante. La métaphore fonctionne au niveau visuel, mais pas seulement : l'étoile de mer est plutôt nocturne, souvent méfiante, et surtout, elle méprise les parties de branches en l'air au point de préférer une reproduction externe – les œufs sont expulsés et fécondés dans la mer.

Notre étoile de mer est internationale, bien évidemment. *Seestern* en allemand, *søstjerne* en danois, *estrella de mar* en espagnol. La langue anglaise en revanche passe son tour (c'est rare). La *sea star* est un américanisme pour *sister*, et *starfish* reste peu employé – cependant, pour continuer dans les images vaseuses, les Américains peuvent parler de *cold fish* (« poisson froid »). Les expressions plus couramment usitées sont nettement plus agressives que sur le continent européen : *mattress* (« matelas ») ou *dead lay* (« coup mort »).

Quid des hommes qui se laissent faire ? Sans surprise, les mots nous manquent : la virilité est étroitement associée à un rôle actif. Pour compléter notre dictionnaire érotique, nous proposerons donc une métaphore appartenant à la même classe des échinodermes : le concombre de mer.

Dans les tréfonds de ce bestiaire immergé erre l'étoile de mer, qui qualifie la partenaire sexuelle étalée en croix, passive, apathique au point de ne même pas refuser le rapport.

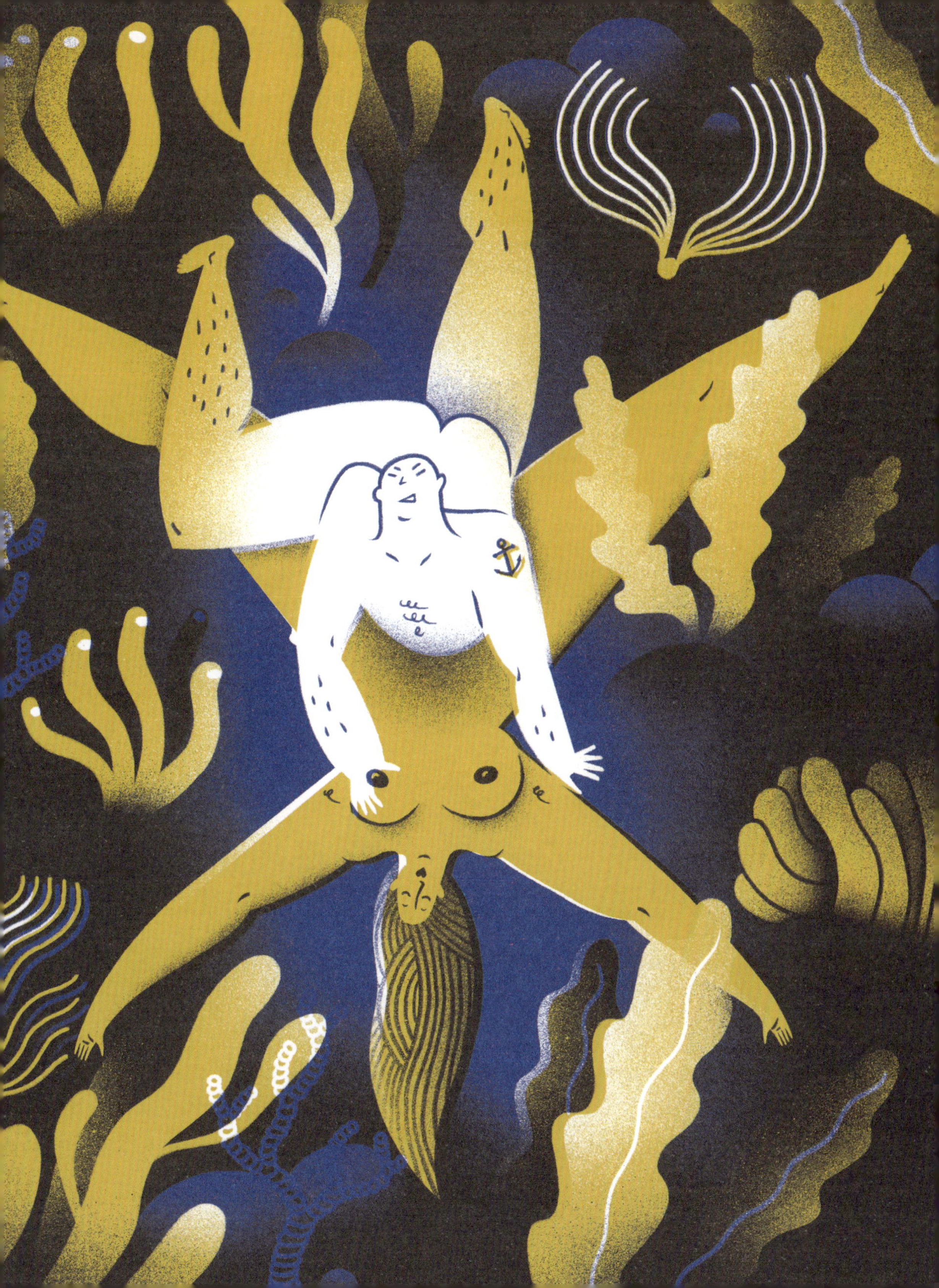

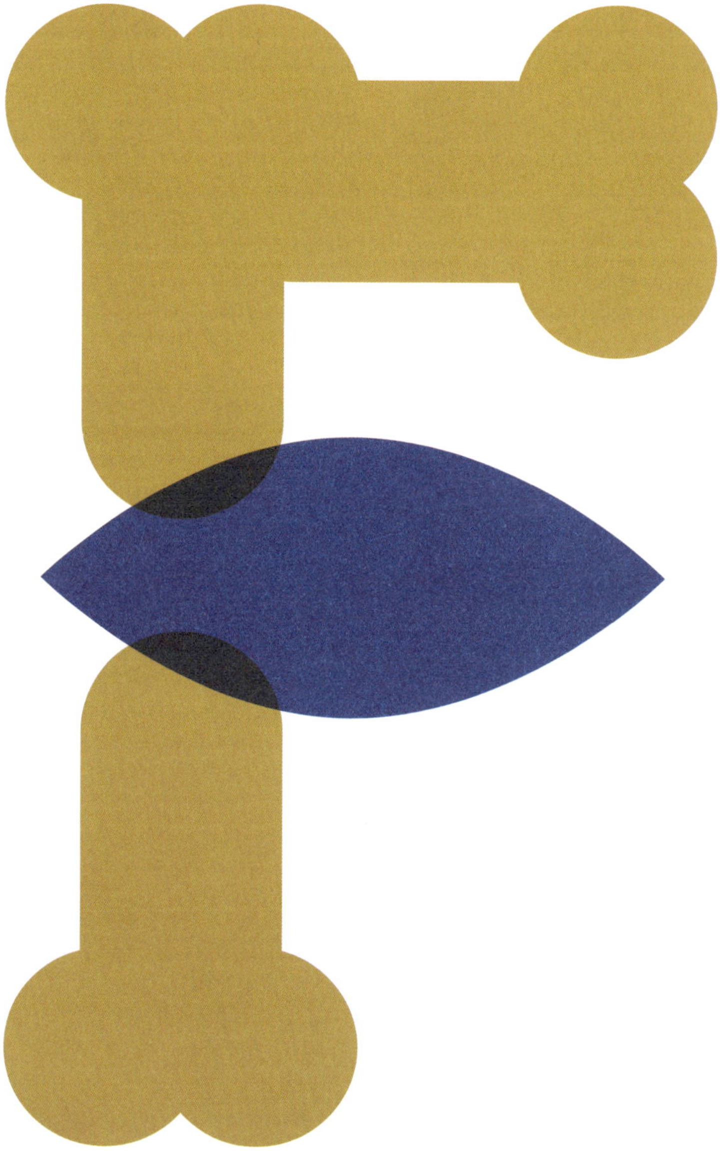

Fauxcest

Que reste-t-il des tabous aujourd'hui ? Mieux portants que jamais, ils trouvent dans la pornographie une constante actualisation. Si vous aimez flirter avec la ligne de l'obscène, vous adorerez le « fauxcest » – ce mélange de « faux » et d'« inceste » qui met en scène des belles-mères déniaisant leurs beaux-fils, des oncles initiant leurs nièces, des fratries en plein dérapage... tout cela avec des acteurs sans lien de parenté (ou rarement).

Si dérangeante que soit cette production, elle marche très fort : selon les données Pornhub de l'année 2017, le fauxcest occupe les quatrième, cinquième et sixième rangs des recherches mondiales, avec respectivement les mots-clés « belle-mère », « belle-fille » et « maman ». La France n'est pas en reste : une progression de 158 % en un an pour « belle-mère », deux occurrences de « maman » dans le haut du classement.

Ce succès pose une inévitable question : pourquoi ? Plusieurs explications coexistent, en commençant par la plus évidente : l'immense majorité d'entre nous ne désirant pour rien au monde passer à l'acte, la pornographie fournit un espace cathartique permettant de jouer à se faire peur. On peut ainsi gérer ses souvenirs infantiles d'attraction-répulsion dans un espace imaginaire « sécure » (c'est ça ou le divan du docteur Freud). Du côté des femmes amatrices de X, souvent en demande d'un chouïa de scénario, on avance un autre avantage : le simple lien de parenté entre les personnages induit une tension et une histoire. Mentionnons enfin l'éléphant dans la pièce : c'est interdit, donc c'est intéressant.

D'ailleurs, avant d'accuser de perversité les adeptes de fauxcest, observons la poutre dans notre œil et notons que ce fantasme infuse des pans bien plus quotidiens de notre sexualité, comme la mode des *sugar daddies* (ces « papas-gâteaux » qui entretiennent de jeunes femmes en échange de leur compagnie) ou une certaine appétence pour les châtiments corporels. Une chose est sûre : l'inceste étant vieux comme le monde, nos transgressions révèlent moins un angle mort dans nos pulsions que l'efficacité des vieilles recettes.

L'immense majorité d'entre nous ne désirant pour rien au monde passer à l'acte, la pornographie fournit un espace cathartique permettant de jouer à se faire peur.

Faux sperme

La formule la plus simple ? Yaourt + lubrifiant.

C*ream pie, bukkake, cum shot* : si vous ignorez (ou prétendez ignorer) la signification de ces termes, sans entrer dans les détails, il s'agit de pratiques cultes du X impliquant une ou plusieurs yaourtières. Des mots-clés populaires puisque la *cream pie*, ou tarte à la crème, arrivait au dix-septième rang des recherches Pornhub en 2017 (les derniers chiffres dont nous disposons datant de 2019 laissent entrevoir un grand succès en Suède et aux États-Unis). Eh oui ! les gros volumes excitent les internautes... y compris en liquide. Et parce que même Rocco a des limites, les performeurs sous pression se retrouvent à faire du vrai (porno) avec du faux (sperme, éjecté par des pompes).

Évidemment, quand on use d'effets spéciaux, mieux vaut ne pas se rater. À ce titre, le faux sperme, c'est comme le faux sang : ça paraît facile, mais nous avons tous connu des moments d'accablement existentiel face à des zombies recouverts de confiture de gariguette. Pour le sujet qui nous intéresse, l'ersatz le plus apprécié semble être une très répandue lotion nettoyante pour le visage. Il existe bien sûr des produits spécifiques, mais c'est cher : 100 euros le gallon (3,78 litres) de Spunk.

Afin d'éviter de terminer sur la paille quand on voulait s'inventer une poutre, Internet propose 4 millions de résultats pour la recherche du sperme fait maison. La formule la plus simple ? Yaourt + lubrifiant. Plus compliqué ? Une tasse d'eau, un blanc d'œuf, du sel, une cuillère de yaourt, deux cuillerées de fécule de maïs pour épaissir. Pas assez toxique ? Tentez l'acétone versée sur un filtre à cigarette. Si vous n'êtes pas convaincus que yaourts et crèmes hydratantes sont vraiment indiqués pour vos jeux sexuels, vous pourrez toujours améliorer votre transit et vous offrir un teint de jeune fille.

Flaccide

Si je vous parle de pénis, quelle image vous vient aussitôt en tête ? Un pénis en érection ? Petit, gros, dur, mou ? Ne se prononce pas ? Dans le doute, tournons-nous vers la science. À moins que cette dernière, si prompte à remarquer la paille dans notre œil, trimballe une poutre dans son imaginaire.

Observons en effet le pénis scientifique : ses faces dorsale et ventrale sont inversées. Si, par exemple, un homme se tient nu devant vous, le nerf dorsal de son pénis se trouve côté ventre, tandis que la face ventrale du pénis se trouve côté dos (vous pouvez prendre une aspirine et relire cette phrase...). Pourquoi ? Parce que des petits malins ont décrété que la position anatomique standard du pénis serait l'érection, alors même que la position « courante » du pénis est la flaccidité (au moins 95 % du temps). Vous me direz : ça dépend de ce qu'on appelle une position standard. C'est là que ça se complique. La position standard consiste à se tenir debout, mais détendu. Dans le cas du pénis, soit on est « debout » (dressé), soit on est détendu. C'est fromage ou dessert.

Pour ne pas perturber cette norme, certains manuels anatomiques précisent bien que le pénis anatomique est flaccide. Ce qui ne l'empêche pas de se tenir droit dans ses bottes. Donc d'être *de facto* en érection. Ce cas flagrant de priapisme scientifique est finalement assez typique du monde de la sexualité en général : le corps est politique, les biais cognitifs se ramassent à la tractopelle, et le plus souvent nos certitudes finissent sens dessus dessous.

Des petits malins ont décrété que la position anatomique standard du pénis serait l'érection, alors même que la position « courante » du pénis est la flaccidité.

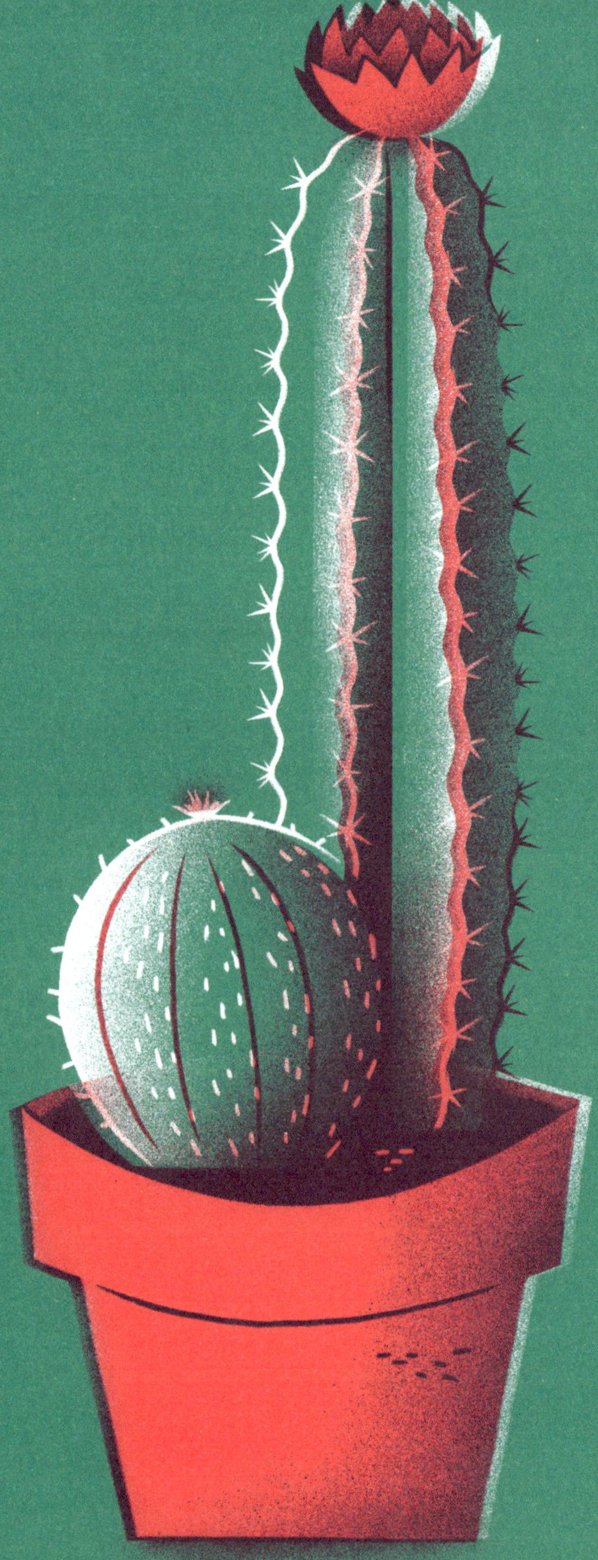

Fleurs du mâle

En bas latin, la défloration consistait à « prendre la fleur » d'une femme. En français du XVIe siècle, Ronsard incitait sa mignonne à cueillir sa rose de toute urgence. Jusque dans les peintures de l'artiste américaine Georgia O'Keeffe, on observe des fleurs géantes aux allures de vulve. Impossible d'y échapper. Mais, alors, que reste-t-il aux pénis ?

On pense de prime abord aux champignons, dont le très anatomiquement ressemblant « satyre puant *phallus impudicus* ». Pas de chance : ce phallacée, parfois dénommé « œuf du diable », dégage une odeur putride. Quitte à rester dans le démoniaque, on lui préférera un autre champignon phallique, le satyre élégant, que les Anglais appellent *devil's dipstick* (« jauge du diable »).

Cependant, la nature étant bien faite, les hommes aussi ont droit aux métaphores fleuries. *Via* le pistil, évidemment (du latin *pistillum*, « pilon »), comme celui des anthuriums rouges qu'on trouve partout lors des périodes de fêtes. Ou grâce à l'espèce « phallus de titan », dont la spectaculaire hampe s'élève jusqu'à trois mètres de haut... Des dimensions enviables, certes, mais une odeur de viande pourrie détectable à 800 mètres (on ne peut pas tout avoir).

Une chose est sûre : contrairement à ce que l'imagination collective laisse entendre, les pénis sont aussi fleuris que les vulves. On étendra d'ailleurs ces plaisirs bourgeonnants à l'anus, décrit comme un œillet violet par Rimbaud et Verlaine en 1872, dans leur fameux *Sonnet du trou du cul*. La boucle est bouclée avec la très pornographique pratique de l'*anal flower*, dont on vous déconseille de chercher des représentations graphiques afin de ne pas déflorer l'innocence de vos yeux. Amis de la poésie...

Une chose est sûre : contrairement à ce que l'imagination collective laisse entendre, les pénis sont aussi fleuris que les vulves.

Fluide

Une perruque, un trait d'eye-liner, une voix mal assurée, et le trouble est déjà là : monsieur ou madame ?

Diviser le monde entre hommes et femmes, est-ce bien raisonnable ? Car nos identités seraient de plus en plus fluides. Mais comment ça, fluides ? Si les mots semblent académiques, le vécu en revanche est intime. Même sans être trans ou intersexe, sans doute avez-vous déjà ressenti un décalage social – l'impossibilité de vous sentir vraiment homme ou vraiment femme. Cela peut se produire en beuglant devant un match de foot ou en s'épilant les mollets : qui suis-je, à quoi bon cette mascarade ? Ce décalage, bien identifié, a donné son nom à l'essai écrit par Judith Butler en 1990, *Trouble dans le genre*[1].

Trouble, fluide… ces métaphores semblent liquides, et ce n'est pas un hasard. Le genre ne coule pas de source. Est trouble ce qui n'est pas limpide, ce qui est en nous indistinct ou confus. Ce trouble viendrait du latin *turbidus* (« agité », « bouleversé », « désemparé »), venant lui-même de *turbulentus* (« en désordre », « remuant », « facétieux »). Et une autre étymologie nous fait remonter à *turbula* (« petite foule ») et à *turba* (« la tourbe »).

Judith Butler explique que nous échouerons toujours à « faire genre ». Non seulement les concepts d'« homme » et de « femme » n'ont pas la même signification selon l'ethnie, la classe, l'orientation ou l'âge, mais les attentes sont tellement envahissantes que personne ne peut « remplir le contrat ». Le genre est un panier percé qui justement laisse couler tous les fluides. Une perruque, un gode-ceinture, un trait d'eye-liner, une voix mal assurée, et le trouble est déjà là : monsieur ou madame ? Il suffit de presque rien pour que les évidences se liquéfient.

Et ça inquiète : certains pensent que si des piliers aussi fondamentaux de notre organisation sociale se fragilisaient, alors la civilisation elle-même pourrait finir sous l'eau – et après nous, le déluge. Ne parle-t-on pas de fauteurs de troubles, de troubles à l'ordre public ? Pour nous sortir de tout ça, Butler propose une stratégie jouissive : retrouver le côté facétieux du *turbulentus* des Latins et (se) jouer des performances. Plutôt que de faire advenir un humain unique, identique, de genre neutre (le fameux épouvantail du « tous pareils »), elle invite à nous emparer des codes – tous les codes – pour les recomposer selon nos fantaisies du moment. Le genre est une mascarade ? Parodions-la. Les costumes genrés nous coincent aux entournures ? Préférons-leur un travestissement assumé. Aux identités gravées dans le marbre, Butler oppose la fluidité comme écosystème libérateur. Elle nous demande d'embrasser le trouble (constructif) jusque dans la tourbe – celle-là même qui préserve les zones humides. Franchement, c'est meilleur quand ça glisse, non ?

1 Judith Butler, *Trouble dans le genre. Pour un féminisme de la subversion* [1990], trad. Cynthia Kraus, La Découverte, 2005.

Frigide

Souvenons-nous : avant de servir à moquer les femmes ne parvenant pas à l'orgasme, avant de désigner la porte-parole de la Manif pour tous (Frigide Barjot), avant d'être remplacé dans le monde médical par « anorgasmique », le mot frigide signifiait « froid », hérité du latin *frigidus* – utilisé depuis toujours au sens concret comme au sens figuré. Ce double imaginaire reste présent aujourd'hui : un corps qui reste de glace, combiné à un esprit rigide, coincé, pas généreux.

Cruellement, les victimes se retrouvent sur le banc des accusées : si une femme est frigide, c'est de sa faute (si un homme est frigide, c'est une tragédie). Tant pis si la « mal-baisée » a subi une excision, un traumatisme ou une dépression nerveuse. On ne se demandera pas s'il y a un mal-baiseur dans l'équation ou si les pratiques sexuelles sont adaptées.

Et, pourtant, parlons-en : 2 % des femmes et 0,7 % des hommes simulent à chaque rapport sexuel, à quoi s'ajoutent 9 % de femmes et 1 % d'hommes qui simulent *presque* à tous les coups[1]. Mais s'il s'agissait d'une question purement médicale, les frigides seraient également réparties dans la population. Or ce n'est pas le cas : 25 % des lesbiennes ont des orgasmes à chaque rapport, mais seulement 16 % des hétérosexuelles. 2 % des lesbiennes n'ont jamais d'orgasme, mais 7,5 % des hétérosexuelles et 13 % des bisexuelles[2]. Il existe donc de fausses frigides, qui sortiraient de cette catégorie si elles couchaient autrement. Seul souci : elles se feraient alors traiter de « femmes en chaleur » ou de « chaudasses »... De quoi nous rappeler qu'entre hautes et basses températures, le climat sexuel reste incroyablement sexiste.

Si une femme est frigide, c'est de sa faute (si un homme est frigide, c'est une tragédie).

1 « Orgasme : pourquoi simuler ? », enquête ZavaMed, février 2019 (www.zavamed.com/fr/orgasme-pourquoi-simuler.html).

2 Justin R. Garcia, Elisabeth A. Lloyd, Kim Wallen et Helen E. Fisher, « Variation in Orgasm Occurence by Sexual Orientation in a Sample of U.S. Singles », *The Journal of Sexual Medicine*, vol. 11, n° 11, novembre 2014, p. 2645-2652.

Frot

Qu'est-ce que le « vrai » sexe ? Encore aujourd'hui, nous établissons une différence artificielle entre les pratiques sans ou avec pénétration (les premières étant supposément moins « graves » que les secondes). Un système de pensée pratique mais qui restreint ou rend invisibles des territoires entiers de l'érotisme. Ainsi, quand on pense au sexe entre hommes, c'est toujours la sodomie qui vient à l'esprit. Au risque d'oublier la masturbation partagée, le coït intercrural (entre les cuisses), mais aussi le frot, qui consiste à frotter les pénis l'un contre l'autre (attention à ne pas confondre avec le frottage, qui désigne n'importe quel frottement sensuel).

Le frein et la couronne constituant les parties les plus sensibles de la verge, on comprend l'intérêt : le frot est agréable, à peu près *safe*, et, cerise sur le popol, complètement égalitaire (pas de symbolique de domination, pas d'angoisses identitaires de type « qui fait la femme ? »).

Le frot n'est par ailleurs pas strictement réservé aux humains. Chez les bonobos mâles ou certaines baleines, on parle de « combat » de pénis. Lequel peut constituer, chez des espèces de vers hermaphrodites, une stratégie de reproduction ! Selon Wikipédia, « les individus se battent, utilisant des pénis blancs et pointus similaires à des dagues. [...] Chacun des deux partenaires essaye de percer la peau de l'autre avec son pénis. L'un d'entre eux inséminera l'autre. La bataille peut durer une heure ». Effrayant ? Pas plus que la pratique bien humaine consistant à considérer son pénis comme une arme (#masculinitétoxique). Pour rappel, quand vous parlez de votre sémillant « braquemard », il s'agit d'un couteau court et large, destiné à hacher et désherber. Faites le frot, pas la guerre ?

Le frot n'est par ailleurs pas strictement réservé aux humains. Chez les bonobos mâles ou certaines baleines, on parle de « combat » de pénis.

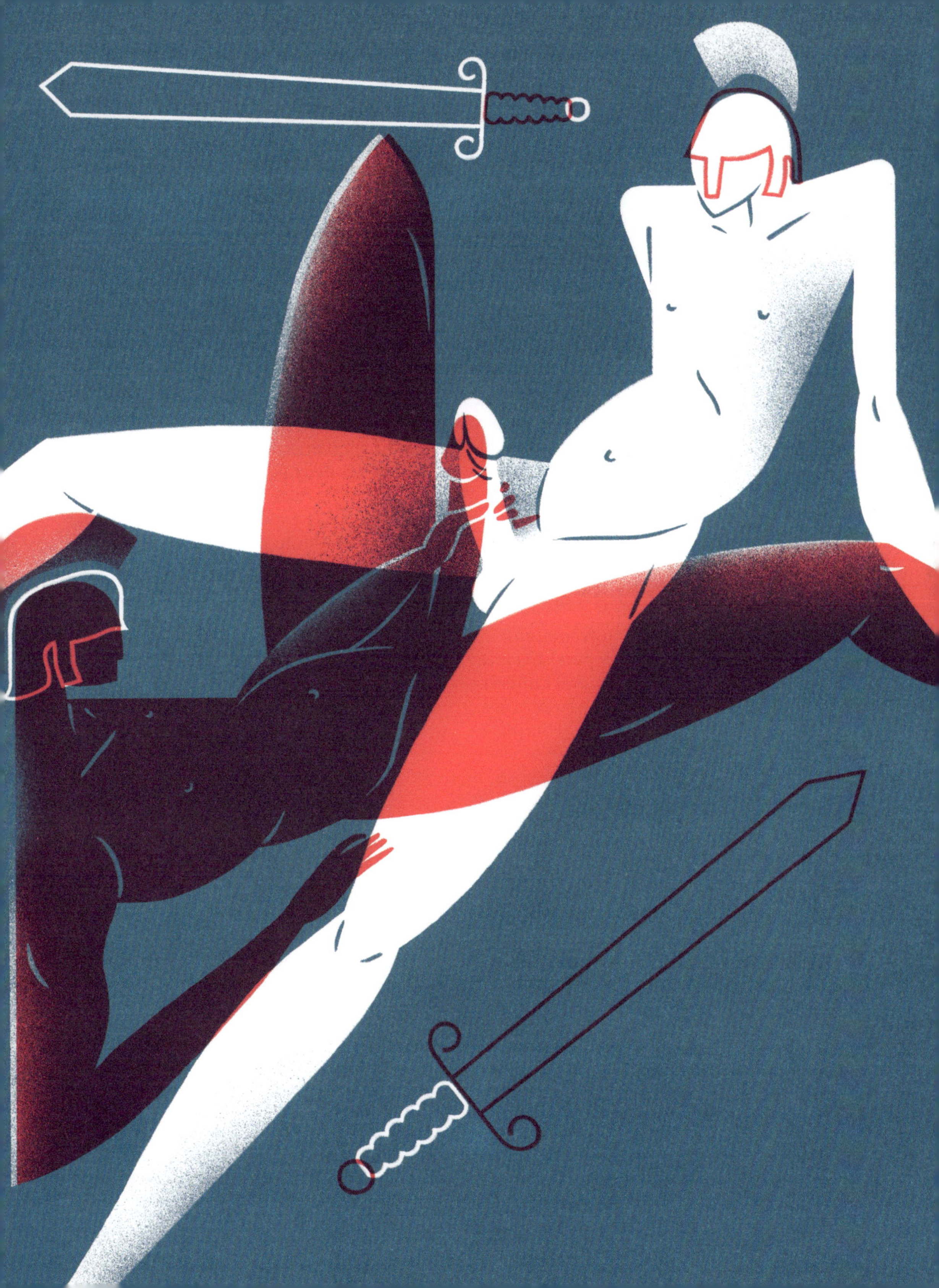

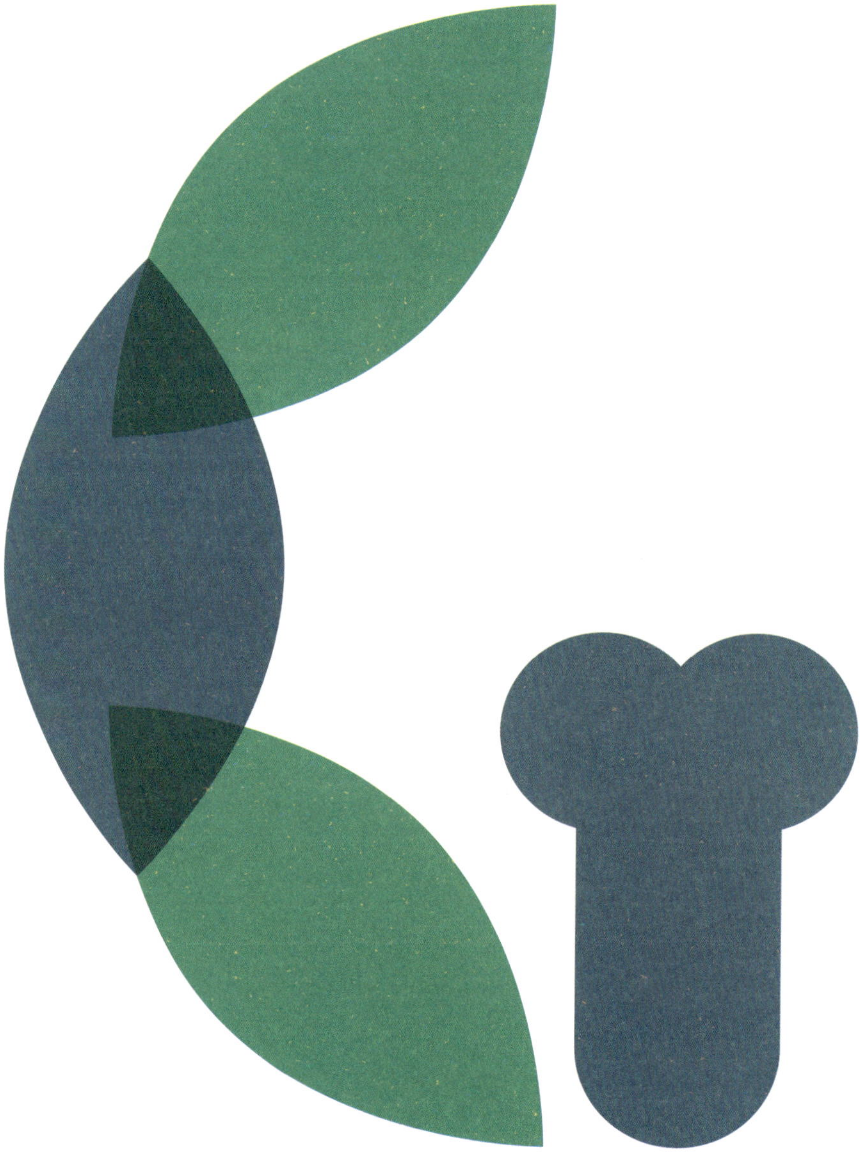

Gaine à pénis

Quand on parle des complexes masculins, et plus précisément de l'extension du domaine de la flûte, on pense souvent aux solutions extrêmes. La pompe, les exercices d'étirement, les poids. Mais aussi les injections d'eau saline, de graisse ou d'acide hyaluronique (comptez de 2 500 à 6 000 euros selon la technique retenue).

Il existe pourtant une solution moins chère, et surtout moins intrusive, à vos angoisses : la gaine à pénis. Généralement en silicone, la gaine permet de s'accorder à moindre effort quelques centimètres de confiance. Les prix démarrent autour de 15 euros, l'offre est pléthorique. Mais attention ! Il faudra opérer des choix stratégiques cruciaux. Soit la gaine recouvre entièrement votre pénis, auquel cas tout est possible (jusqu'aux membres phosphorescents érigés de picots vibrants XXL), mais vous perdez des sensations. Soit vous portez une gaine qui booste la circonférence mais pas la longueur, auquel cas le gland reste exposé (avec ses 6 000 terminaisons nerveuses).

La question se pose donc en termes quasi philosophiques : l'esthétique ou l'orgasmique. L'œil ou le nerf. Le paraître ou l'être. *To be long or to be large*. Le dilemme n'a rien d'anodin : 45 % des hommes aimeraient avoir un pénis plus grand[1]. Un problème dont ils se font une montagne, quand on rappelle que l'érection moyenne fait 13 centimètres[2], que 85 % des femmes sont contentes des dimensions de leur partenaire… et qu'à peine 11 % d'entre elles trouvent ces questions de format tout à fait à la hauteur des inquiétudes suscitées.

La question se pose donc en termes quasi philosophiques : l'esthétique ou l'orgasmique. L'œil ou le nerf. Le paraître ou l'être. To be long or to be large.

1 Kevan Wylie et Ian Eardley, « Penile Size and the Small Penis Syndrome », *BJU International*, vol. 99, n° 6, juin 2007, p. 1449-1455 (https://bjui-journals.onlinelibrary.wiley.com/doi/epdf/10.1111/j.1464-410X.2007.06806.x).

2 David Veale, Sarah Miles, Sally Bramley, Gordon Muir et John Hodsoll, « Am I normal? A systematic review and construction of nomograms for flaccid and erect penis length and circumference in up to 15 521 men », *BJU International*, vol. 115, n° 6, juin 2015, p. 978-986 (https://bjui-journals.onlinelibrary.wiley.com/doi/epdf/10.1111/bju.13010).

Galipette

Comment cette activité terriblement hostile à nos lombaires en est-elle venue à désigner les rapports sexuels ?

Selon le Larousse, faire des galipettes consiste à « rouler sur soi-même après avoir posé la tête sur le sol ». Comment cette activité terriblement hostile à nos lombaires en est-elle venue à désigner les rapports sexuels ? L'association d'idées est d'autant plus remarquable qu'elle contamine tout le voisinage sémantique : on culbute ses partenaires, on se livre entre amants à des acrobaties, on grimpe aux rideaux, on planifie des parties de jambes en l'air... Ce programme épuisant, potentiellement générateur de fractures de pénis, nous entraîne dans deux directions pas franchement avantageuses : l'obligation de performance et le soupçon de gaminerie.

Pas terrible ? Essayons donc de nous rattraper du côté de l'étymologie ! De prime abord, on reste sur une sexualité sportive et méprisable : les différentes origines dialectales du mot « galipette » oscillent entre la cabriole (*calipette*, au Havre), la course effrénée (*calipette* encore, mais à Nantes), la goinfrerie (*galipia*) ou le monde des vauriens (*galipauds*). Mais si nous remontons jusqu'à l'ancien français, nous tombons sur le verbe « galer », qui signifie « prendre du bon temps, se la couler douce ». Si nous ne « galons » plus des masses à l'heure de la productivité triomphante, nous avons gardé le sens de la galanterie et de la rigolade, dont nous nous régalons tout en épatant la galerie avec nos galéjades. Nos galipettes descendent alors du rideau pour retomber sur leurs pattes : droit dans le monde des plaisirs paresseux. Ouf !

Genderblind

Depuis le 28 février 2019, la vénérable Académie française recommande la féminisation des noms de métiers, titres, fonctions et grades. Cette féminisation, quoique parfois passée dans l'usage, suscite son lot d'adversité : la langue française y perdrait son neutre, son universalisme et, qui sait, son cassoulet toulousain ! Car si les femmes sont grammaticalement visibles, alors nous ne sommes plus « aveugles au genre » – *genderblind*, comme on dit *colorblind* pour les races (« moi, je ne remarque même pas les épidermes »).

En anglais, *blind* signifie aveugle. Et c'est exactement le problème. L'appartenance de toutes, tous et toustes à une communauté humaine indistincte, possiblement orgiaque, est une idée formidable. Mais dans les faits, le *genderblind* (et tous les autres *-blind*) empêche de penser les discriminations. On ne peut pas prétendre que la division pénis/vagin ne fait pas de différence, tout en maintenant une culture sexuelle et politique obsédée par les pénis, les vagins et leur stricte division : on n'échappe pas au genre avec de bonnes intentions, encore moins avec des mots (même si ce serait chouette). La très *globish* utopie *genderblind* devient alors la révélatrice de contradictions particulièrement *frenchy* : la collision du tous-pareils, de l'appareil d'État et de l'appareil génital. Les pratiques viennent heureusement au secours du politique : les adeptes de contacts à l'aveugle peuvent se rabattre sur les bandeaux érotiques et autres *backrooms*. On n'y verra plus rien et ce sera très bien.

On ne peut pas prétendre que la division pénis/vagin ne fait pas de différence, tout en maintenant une culture sexuelle et politique obsédée par les pénis, les vagins et leur stricte division.

Gode-ceinture

Le corps se réinvente, multiplie son potentiel, se moque de la nature.

Les femmes sont des hommes comme les autres… surtout quand elles s'approprient l'attribut masculin par excellence : le pénis. À ce titre, le gode-ceinture trouble les genres, et depuis longtemps. Le *godemichou* apparaît dans la langue française en 1611, et pourrait tirer son nom du latin médiéval *gaude mihi* (« réjouis-moi », tout un programme). Autant dire qu'on n'a pas attendu les ABCD de l'égalité ou le féminisme de la deuxième vague pour mettre les genres cul par-dessus tête.

Grâce au gode-ceinture, non seulement les femmes pénètrent (ce qu'elles pouvaient déjà faire avec leurs doigts ou leurs mains ou leurs rouleaux à pâtisserie), mais les hommes eux-mêmes peuvent se rajouter un ou plusieurs pénis de substitution, qui ne se positionneront pas forcément sur le pubis. Le corps se réinvente, multiplie son potentiel, se moque de la nature. Forcément, pour les tenants de la stricte anatomie, ça fait peur.

Le nom de gode-ceinture évoque les châtiments, la pornographie, les ceintures de chasteté, le cuir… à mille lieues des versions actuelles d'une prothèse ludique. De fait, on devrait plutôt parler de gode-harnais (avec des sangles pour stabiliser) ou de gode-culotte (décliné dans des versions archi-féminines avec dentelles, froufrous et embouts fantaisie). On remarquera au passage qu'il n'est ni rare ni innocent que notre culture persiste à utiliser des mots dramatisants pour disqualifier ou tenir à distance des pratiques qui dérangent. En somme, face à la transgression potentielle de qui porte la culotte, on se débrouille pour faire ceinture.

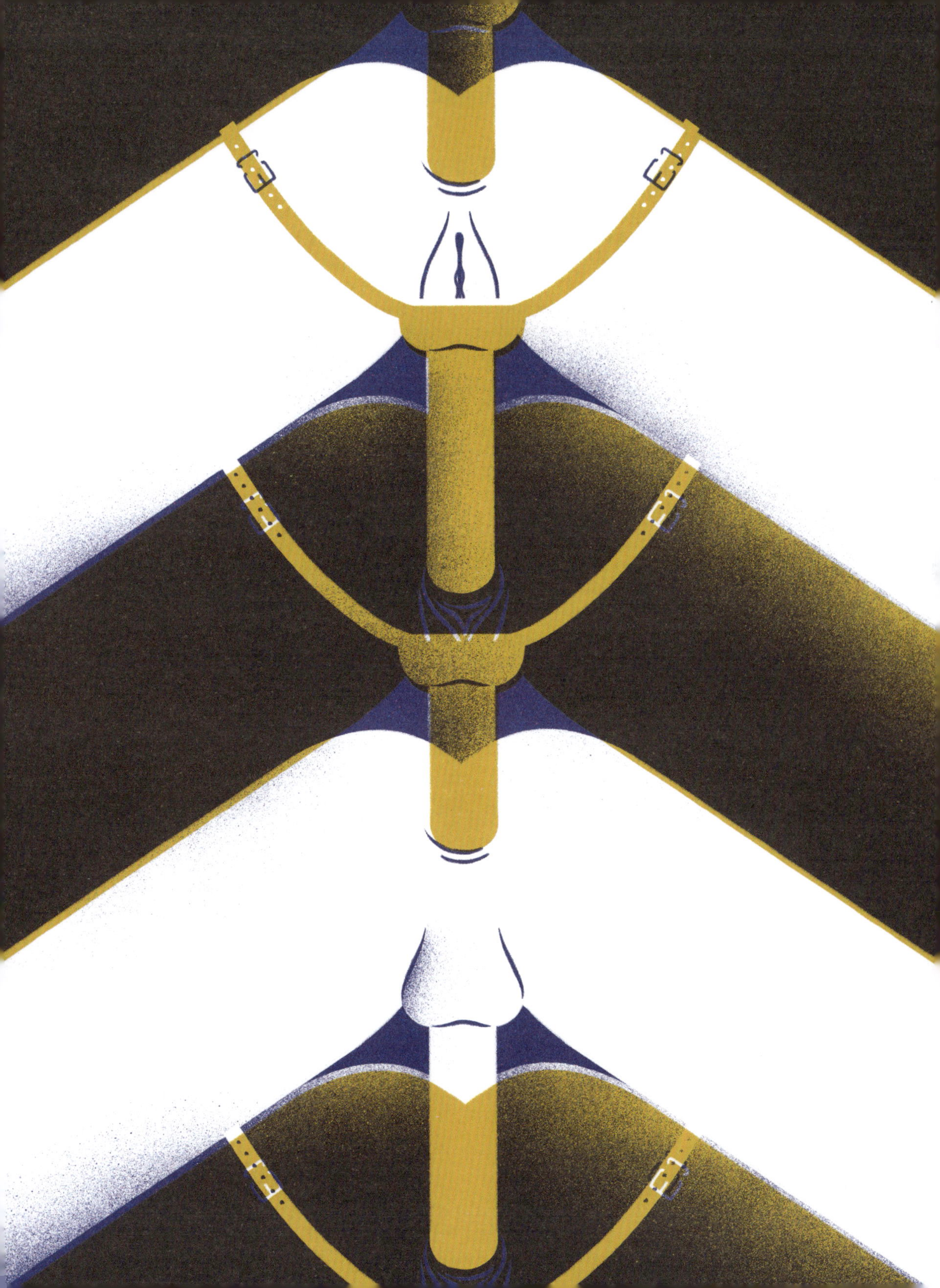

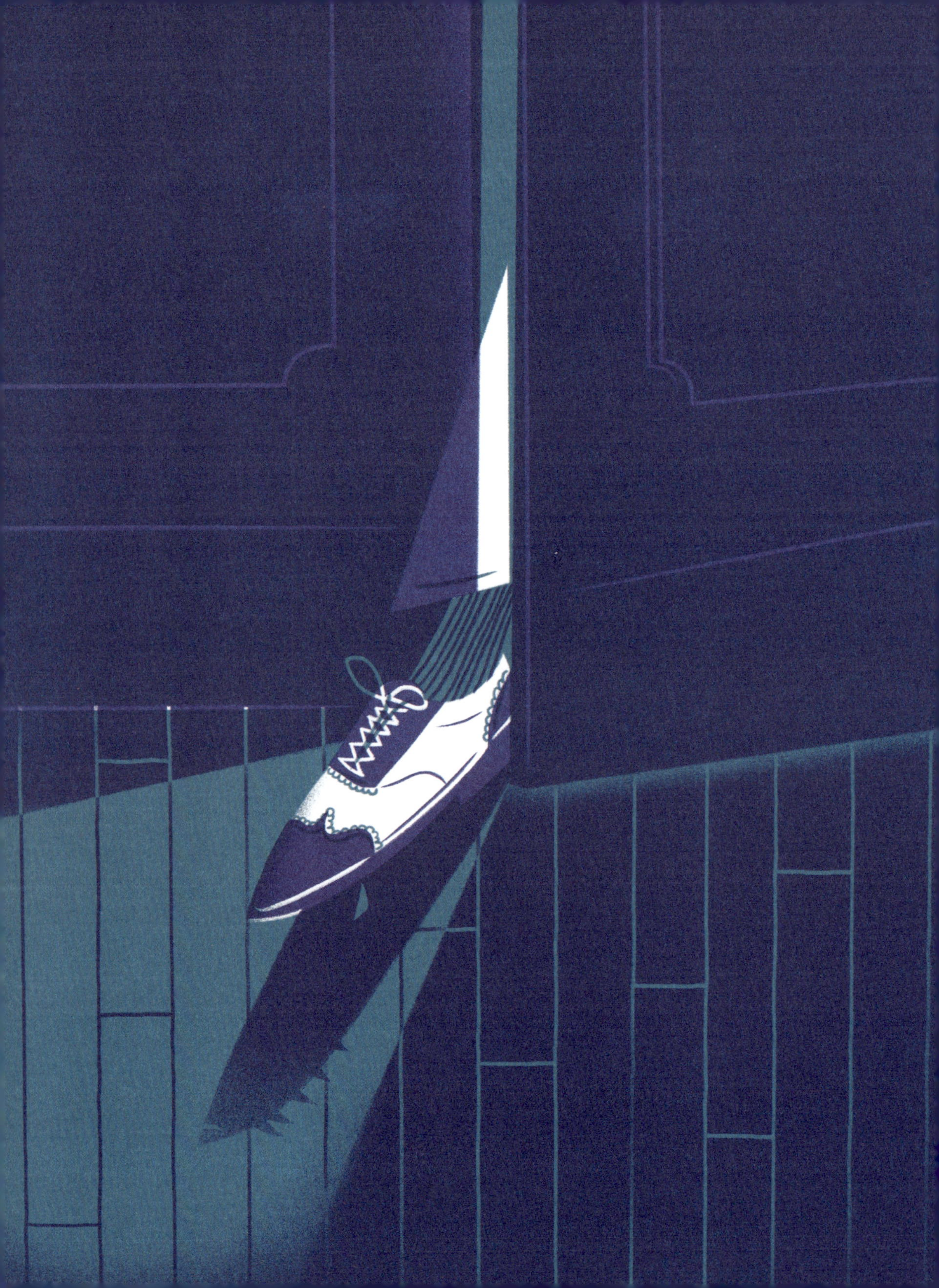

Gris

Traduite en 52 langues, écoulée à plus de 150 millions d'exemplaires, la franchise « Cinquante nuances de Grey » aura marqué les années 2010. Qu'on apprécie ou pas la prose de son autrice, l'Anglaise E.L. James, il faut lui reconnaître une bonne dose d'intuition : à l'époque, pas grand monde n'aurait parié un kopeck sur une variation sadomaso du best-seller *Twilight*. Et pourtant ! Simples curieuses ou carrément fanatiques, les femmes se sont plongées en masse dans cet univers en demi-teintes : en quelques semaines à peine, le gris était devenu la couleur du fantasme.

Avance rapide : nous sommes en 2017, six ans à peine après la première déferlante *Cinquante nuances de Grey*. Cette fois, c'est une simple nouvelle qui crée l'événement : « Cat Person », publiée dans le prestigieux *New Yorker*. À travers la description d'un rendez-vous qui tourne au vinaigre, l'écrivaine Kristen Roupenian (alors inconnue au bataillon) transporte l'opinion américaine des nuances de gris… en pleine zone grise.

Deux mois après les débuts du mouvement #metoo, la glorification des atmosphères entre chien et loup devient l'apanage des porcs. Le gris entre au purgatoire sexuel. En 2021, il ne paraît pas près d'en sortir.

Mais de quoi parle-t-on précisément ? Sans surprise, la zone grise se situe entre la zone symboliquement blanche ou « vanille » et la noirceur réservée aux super-méchants. La zone grise permet de mettre dans un sac (bien opaque) les situations sexuelles non manichéennes, troubles, échappant aux classifications « faciles » d'un consentement binaire (« c'est oui ou c'est non, on va chez toi ou on va chez moi ? »).

S'accorder sur le nuancier

On est dans le gris quand on ne sait pas – plus exactement, on est dans le gris quand on est dans le noir. Simple pirouette ? Pas seulement : on parle en effet d'*Eigengrau* (gris intrinsèque, aussi appelé *Eigenlicht*, lumière intrinsèque) pour décrire la couleur de ce que « voit » un œil humain plongé dans l'obscurité totale. La nature a horreur du vide : le nerf optique continue de travailler, et renvoie le signal d'un gris foncé uniforme.

Le gris est donc la couleur de l'aveuglement – présenté comme involontaire. À écouter les défenseurs de la zone grise, on s'y retrouverait par hasard, suite à un dérapage ou quelques verres de trop, et ce serait délicieux. Intuition personnelle : quand une chose est délicieuse, comme le clafoutis aux abricots, peut-être n'arrive-t-elle pas réellement par hasard. Ni dans notre lit ni dans notre assiette.

Refuser de savoir a longtemps été la seule option permise par le tabou sexuel. On ne sait pas, parce qu'on ne parle pas de ces choses-là – et qu'au lieu de remédier à cette ignorance collective, la culture en a fait le socle de son érotisme. Ah ! la somptueuse innocence ! Ce silence se double encore

Deux mois après les débuts du mouvement #metoo, la glorification des atmosphères entre chien et loup devient l'apanage des porcs.

aujourd'hui de discours très pro-gris (« c'est formidable de prendre tous les risques »), mis en pièces par la libération de la parole des femmes (« quand il y a un vrai risque, ce n'est jamais formidable mais carrément désagréable »).

Grâce aux nombreux témoignages post-#metoo, grâce à la nouvelle « Cat Person », grâce à l'émergence du concept de culture du viol, « ne pas savoir » est devenu une décision. Il suffit de quelques questions simples pour comprendre si l'autre est d'accord, combien X ou Y a bu, ou quelles dynamiques de pouvoir peuvent perturber la communication. Ce processus de cartographie de la zone grise contribue à la faire reculer – au moins le temps de savoir où l'on met les pieds. D'autant que l'antidote au gris ne consiste pas tant à faire lumière (il restera toujours une part d'ombre) qu'à s'accorder sur le nuancier : définir par exemple ce qui relève de la pression ou de l'agression. Nous ne sommes pas toujours d'accord. Mais nous pouvons au moins en discuter.

Ce processus de cartographie de la zone grise contribue à la faire reculer – au moins le temps de savoir où l'on met les pieds.

Poser des questions et écouter les réponses

Aux États-Unis, on parle de *gray rape* – de « viol gris ». Un peu extrême ? Certes, mais c'est souvent de ce risque-là dont il est question. Cette formulation de « viol gris » a le mérite d'être explicite, contrairement à une culture érotique française qui reposerait justement sur l'implicite et le double discours. En somme : la manière dont nous considérons la zone grise ne constitue pas un problème sexuel mais civilisationnel – et comme d'habitude, les Américains font figure de repoussoir. Pratique pour noyer le poisson, non ?

L'argument culturel se heurte par ailleurs au code pénal 100 % *made in France* : la zone grise, supposément nichée entre le légal et l'éthique, est bien plus cadrée qu'on ne l'imagine. Vous êtes ivre ? Circonstance aggravante. La personne avec qui vous avez eu des relations « grises » était ivre ? Circonstance aggravante. Relation de pouvoir ? Circonstance aggravante. Union civile de l'agresseur et de la victime ? Circonstance aggravante.

Devant les tribunaux, le gris vire au noir. Les dérapages décrits comme « la faute à personne » ou de simples « malentendus » reposent sur un contexte culturel désormais obsolète. Si on veut se comprendre, il faut poser des questions et écouter les réponses. Promis, ce sera délicieux !

Longue vie aux grisexuels !

Revenons donc à notre code couleur : sans surprise, le gris incarne la couleur de la tristesse, du regret, du deuil, de la pauvreté – rien de très glamour. Faut-il pour autant jeter cette nuance aux orties ? Pas du tout. Déjà parce qu'on pourrait parler de sexualité grise pour évoquer celle des seniors, qui se porte franchement bien. Non seulement les sites de rencontre draguent ce public grandissant, mais 81 % des femmes et 89 % des hommes de plus de 60 ans vivant en couple ont des rapports sexuels[1].

Mais, outre la question des seniors, l'expression « sexualité grise » existe déjà : elle concerne les personnes n'étant ni vraiment asexuelles ni vraiment sexuelles.

Pour vous donner un exemple : quand on a rarement envie de faire l'amour, qu'on a envie mais qu'on préfère s'abstenir pour des raisons X ou Y, qu'on perçoit la libido comme une forme d'aliénation ou qu'on n'est pas vraiment sûr/e de ressentir du désir, on est grisexuel. Le concept est intéressant : face à une culture sexuelle hypercompartimentée, exigeant des identités fortes sinon définitives, la grisexualité permet de ne pas toujours savoir, de ne pas toujours répondre, ou de dire « bof ».

Cette zone grise-là se paye le luxe du trouble sans pour autant heurter personne. Elle démontre également que la culture (française ou mondiale, sexuelle ou symbolique) n'est pas figée mais se réinvente en permanence. Mort à la zone grise, longue vie aux grisexuels !

La grisexualité permet de ne pas toujours savoir, de ne pas toujours répondre, ou de dire « bof ».

1 Nathalie Bajos, Delphine Rahib et Nathalie Lydié, « Baromètre santé 2016. Genre et sexualité. D'une décennie à l'autre », Santé publique France, 2018 (www.santepubliquefrance.fr/determinants-de-sante/sante-sexuelle/documents/enquetes-etudes/barometre-sante-2016.-genre-et-sexualite).

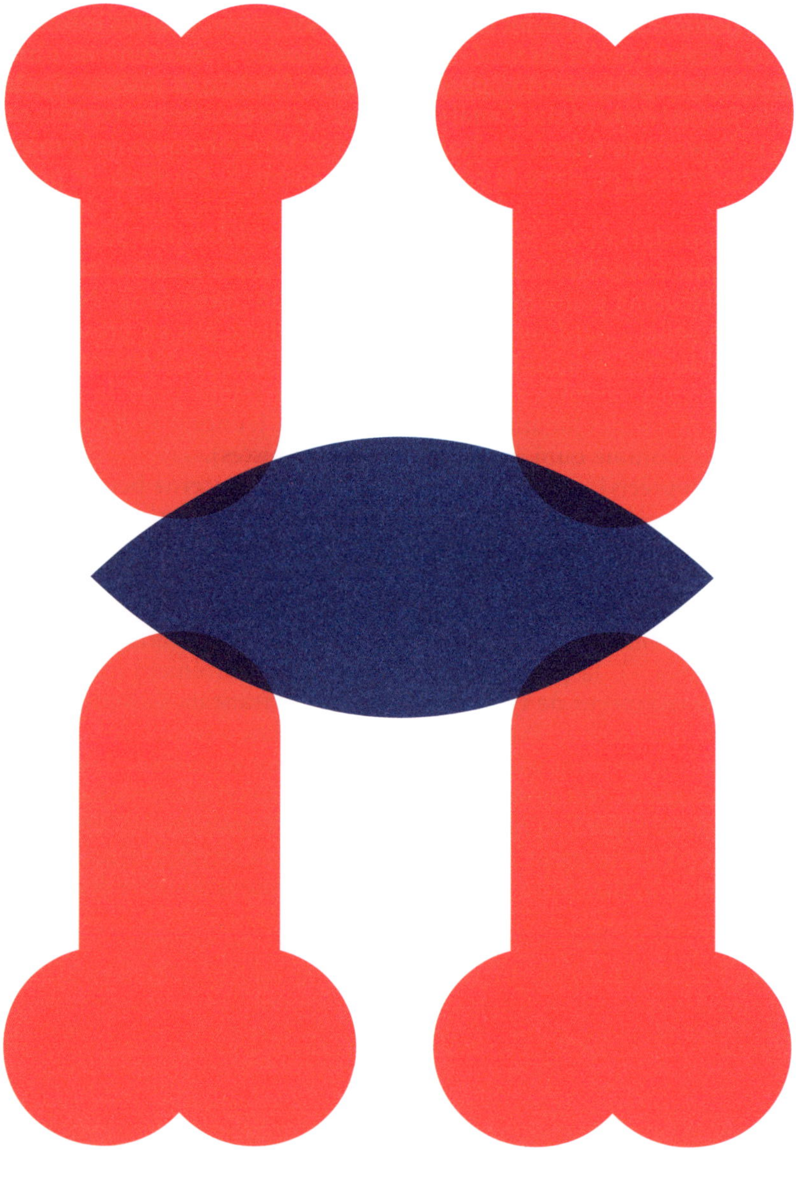

Hard

H

Vous rappelez-vous l'époque où le porno était tellement tabou que l'on préférait parler du *hard* – le « dur » ? Cet anglicisme triomphait dans le *Journal du hard* sur Canal+, dans la littérature (*Hard*, de Raffaëlla Anderson) ou dans la série télé *Hard*.

Cette appellation de *hard* est-elle d'origine contrôlée ? Selon le Larousse, il faudrait plutôt dire *hard-core*. Petit souci : *hard-core* s'emploie pour décrire au moins quatre genres musicaux, certains combats de catch et même des fanatiques de jeux vidéo… Comme quoi, on peut être dur et imprécis !

Du coup, quoi qu'en dise le dictionnaire, *hard* est passé de mode dans son acception pornographique. Le X s'est en effet complexifié : avec l'émergence de genres *soft* (« tendres »), la porte serait ouverte aux oxymores de type « je regarde du *hard soft* ». Poétique, certes, mais incompréhensible. Au banc des accusés, c'est la consommation féminine que l'on retrouve. Les sex-shops deviennent en effet des *love stores*, le BDSM se décline en nuances de gris (même pas mal) ; quant au porno, il aurait évolué en deux modes – masculin et ultraviolent, féminin et mièvre. Seulement, ça ne marche pas comme ça.

Selon les statistiques de la méga-plate-forme X Pornhub, le porno hard arrive au 33e rang des catégories préférées des utilisateurs (sur 90), juste avant « sexe à la dure » (35e position). Nous ne sommes donc pas en présence de hashtags incroyablement populaires (au temps pour la corruption de la jeunesse et les discours catastrophistes).

Le public concerné bouscule également nos *a priori*, puisque les femmes sont à 75 % plus enclines que les hommes à rechercher ce genre de contenus. Contre-intuitif, non ? Alors à ce compte-là, pourquoi ne pas carrément féminiser le *hard* ? En français de souche, une harde est une « troupe de bêtes sauvages vivant ensemble ». Admettez que pour décrire la représentation du désir, retourner au féminin et aux origines (étymologiques) serait quand même la moindre des choses.

Vous rappelez-vous l'époque où le porno était tellement tabou que l'on préférait parler du hard *– le « dur » ?*

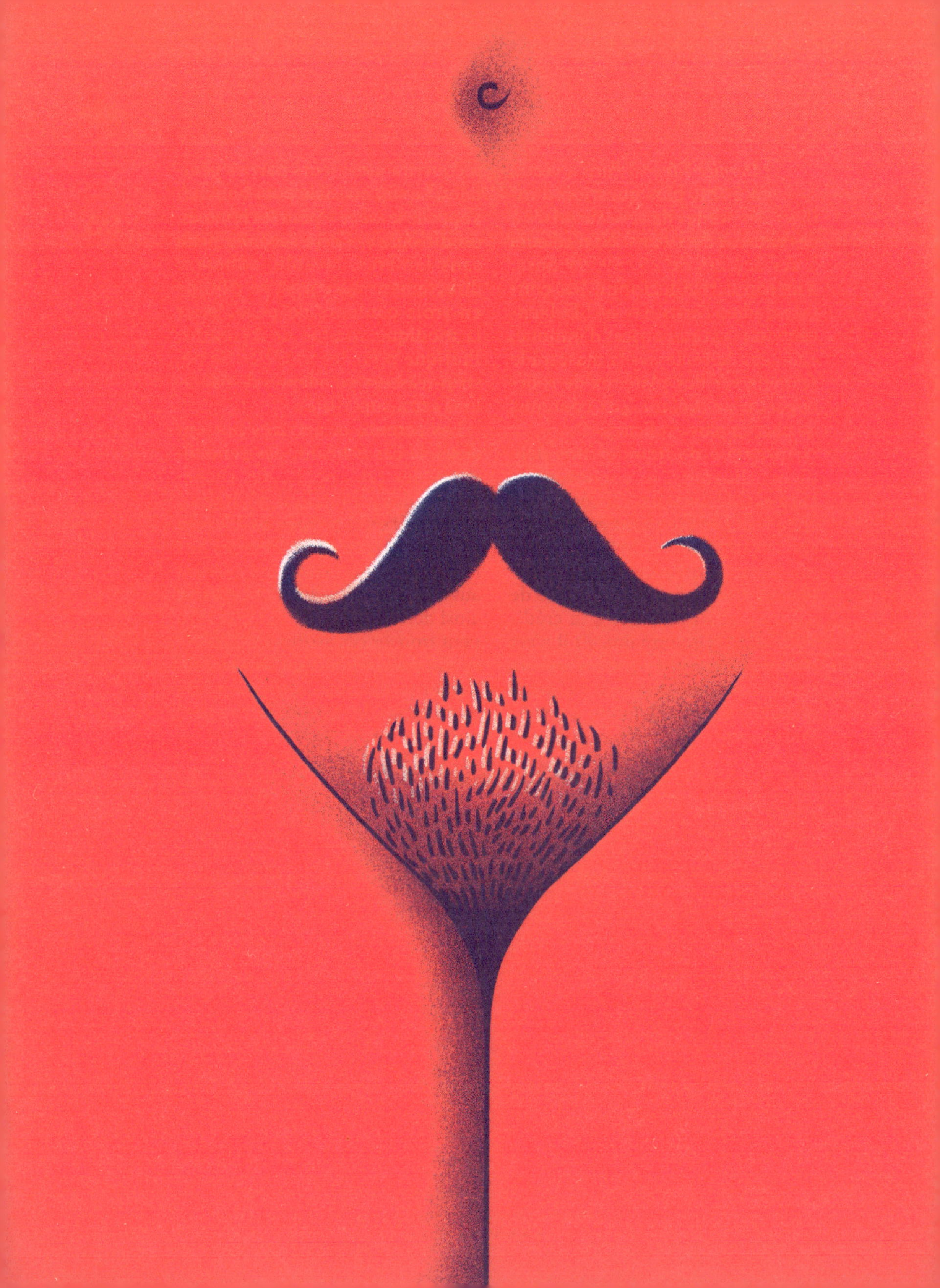

Hibue

Le *Dernier Tango à Paris* a vécu : en 2021, plus question d'infliger des scènes de sexe surprises à des actrices de 19 ans. Ni d'ailleurs à des acteurs de 29, 59, 99 ans… #metoo a révolutionné les coulisses, adieu l'artiste tyran ! Et bienvenue aux coordinatrices d'intimité, chargées de sécuriser la mascarade sexuelle sur des plateaux de tournage, ou de théâtre, aux contenus de plus en plus explicites.

Au risque de liquider nos dernières illusions, le cochon dans l'art est désormais chorégraphié chez HBO et Netflix. Les contrats sont examinés à la loupe, l'alchimie entre protagonistes est répétée, on discute jusqu'au nombre de va-et-vient nécessaires à la crédibilité d'un missionnaire. Et il n'est nullement question que les acteurs se touchent « pour de vrai » ! Même quand ils sont nus comme des vers. Pour tourner une scène torride, on recouvrira ainsi leurs parties génitales. Le slip invisible pour hommes s'appelle le *hibue* – pour les femmes, on dit *shibue*. Cette seconde peau sans lanières, lavable, adhérant directement au corps, se décline en trois couleurs de peau, pour la modique somme de 21 euros. Pratique pour les modèles de nu, strip-teaseurs ou adeptes de pantalons extra-super-slim.

Les acteurs et actrices portent aussi, le cas échéant, des genouillères, des faux pénis, des cache-tétons, des protections génitales… et contre l'effet poupée Barbie, des *merkins*, perruques pubiennes aux faux poils foisonnants (qui existent aussi pour les aisselles). Le corps est ainsi dévoilé, revoilé, réinventé. On peut trouver ces artifices ridicules : ils s'appuient pourtant sur les fondements de notre érotisme. De toute façon, le ridicule ne tue pas : pourquoi ne pas en jouer ?

Le corps est ainsi dévoilé, revoilé, réinventé. On peut trouver ces artifices ridicules : ils s'appuient pourtant sur les fondements de notre érotisme.

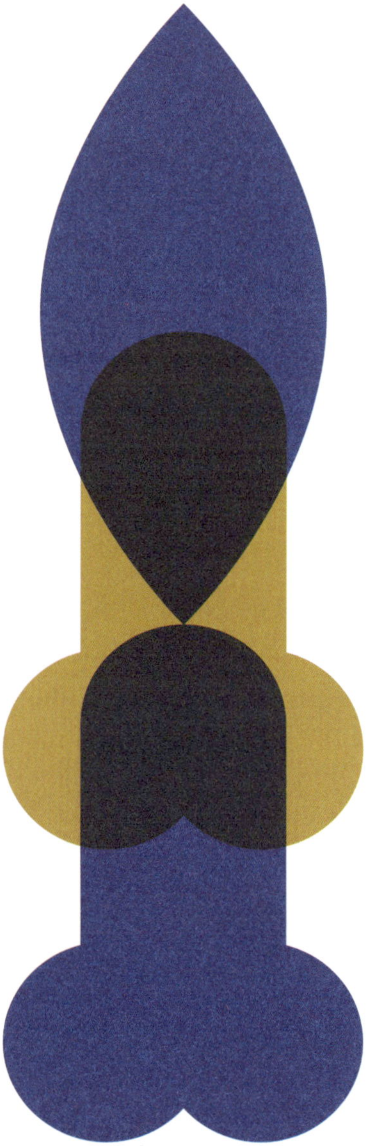

Incel

Au royaume des frustrés, on ignore qui est le roi – mais à coup sûr, l'*incel* en est le vassal. *Incel*, pour « célibataire involontaire » (*involuntarily celibate*). Le terme rassemblait il n'y a pas si longtemps un forum Internet fort de 40 000 membres – lequel a été fermé par la plate-forme Reddit. Pourquoi s'en prendre à un groupe d'entraide pour hommes seuls ? Eh bien, pour incitation à la haine. Les *incels*, au départ modérés, ont transformé leur célibat involontaire en misogynie consommée, selon un modèle qui ne manque pas de précédents : « C'est pas toi qui me rejettes, c'est moi qui ne veux pas de toi. »

Parmi les sous-forums effacés, nous avions donc « Preuve que les femmes sont des ordures qui manipulent les hommes » ou encore « Raisons pour lesquelles les femmes sont l'incarnation du diable ». Vous trouvez ces opinions excessives ? On remarquera pourtant que les envolées lyriques des célibataires involontaires rejoignent les envolées très argumentées de certains de nos plus révérés célibataires volontaires – à savoir les membres du clergé catholique (mettons, saint Paul). Nous noterons au passage que l'inverse d'un *incel* n'est pas un *inpoivre* mais un *volcel* (pour *voluntarily celibate*, lequel a choisi une vie dénuée des plaisirs de la chair, au contraire de l'asexuel qui n'en ressent aucun besoin). Enfin, on aimerait que ce soit une plaisanterie mais les masculinistes ont réinventé le *marcel* : il s'agit d'un célibataire involontaire marié. Le *marcel* (de *married celibate*) implique donc un mariage sans sexe. Ce dont on vous laissera seuls juges devant votre penderie.

Les incels, *au départ modérés, ont transformé leur célibat involontaire en misogynie consommée.*

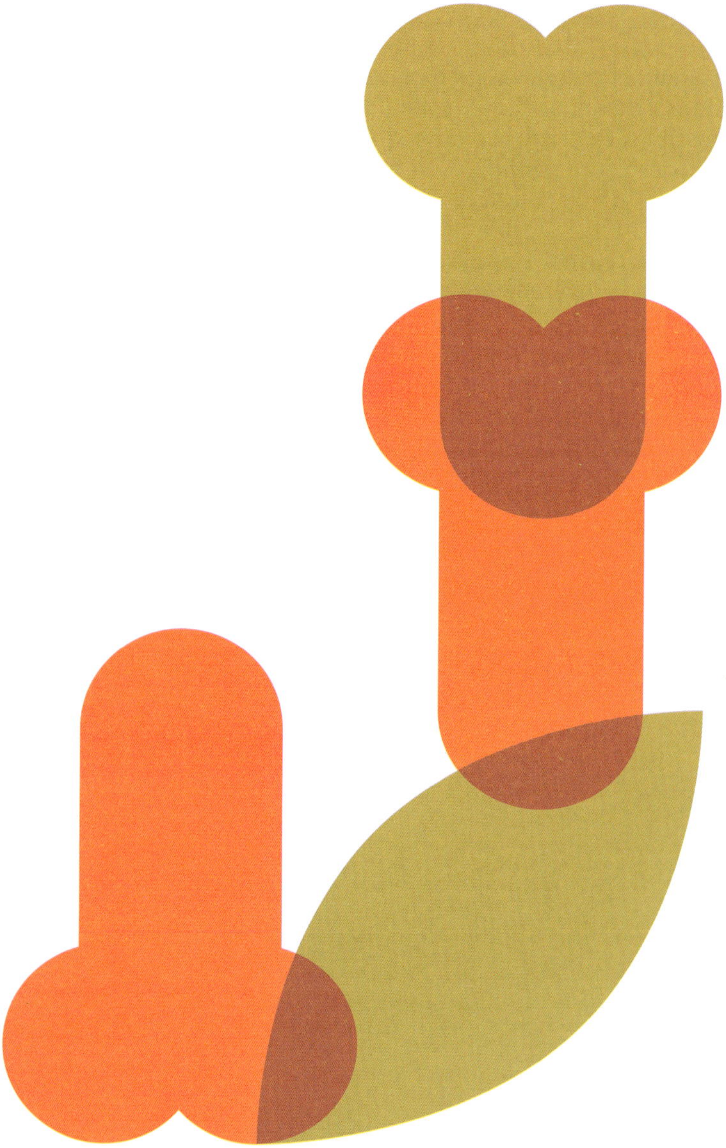

Jouissance (ou orgasme ?)

Au sommet du plaisir, les mots nous échappent. Est-il seulement possible de décrire le moment où notre conscience vacille ? On fait comme on peut – et, sans surprise, dans l'imprécision.

Prenons l'orgasme : contrairement à ce qu'on pourrait imaginer, le mot n'a pas de racine commune avec organe ou orgie. Il vient en fait de l'indo-européen *wrog-*, « bourgeonner », qui donne le grec ancien *orgáô*, « être plein d'humidité, d'effervescence », puis par extension « enfler, s'emplir de désir amoureux ». En français du XVIIe siècle, l'orgasme désigne une éruption de colère, avant de glisser vers la description d'un état de grande excitation physique puis, au XVIIIe siècle, de grande excitation sexuelle.

Dans les dictionnaires de synonymes, l'orgasme est souvent confondu avec la jouissance. Ce n'est pourtant pas la même chose. « Jouir » (comme « joyeux ») vient du latin vulgaire *gaudire*, « se réjouir, éprouver une joie intime, aimer quelqu'un ou quelque chose ». La jouissance est moins médicale, plus cérébrale que l'orgasme (on peut jouir de se priver d'un orgasme, de même qu'on peut connaître des orgasmes désolants). Elle est également plus relationnelle, et induit une forme de possession (on peut jouir de ses partenaires ou d'une maison de campagne à Montargis).

Résumé des courses : nous avons hérité des Grecs un orgasme égoïste, explosif, rattaché aux forces de la nature, et des Latins une jouissance plus maîtrisée, sociale, intellectualisée. L'Éros grec est une divinité primordiale régnant sur la puissance créatrice, le Cupidon romain reste un enfant qui joue avec ses flèches. Double héritage, plaisirs décuplés ?

Nous avons hérité des Grecs un orgasme égoïste, explosif, rattaché aux forces de la nature, et des Latins une jouissance plus maîtrisée, sociale, intellectualisée.

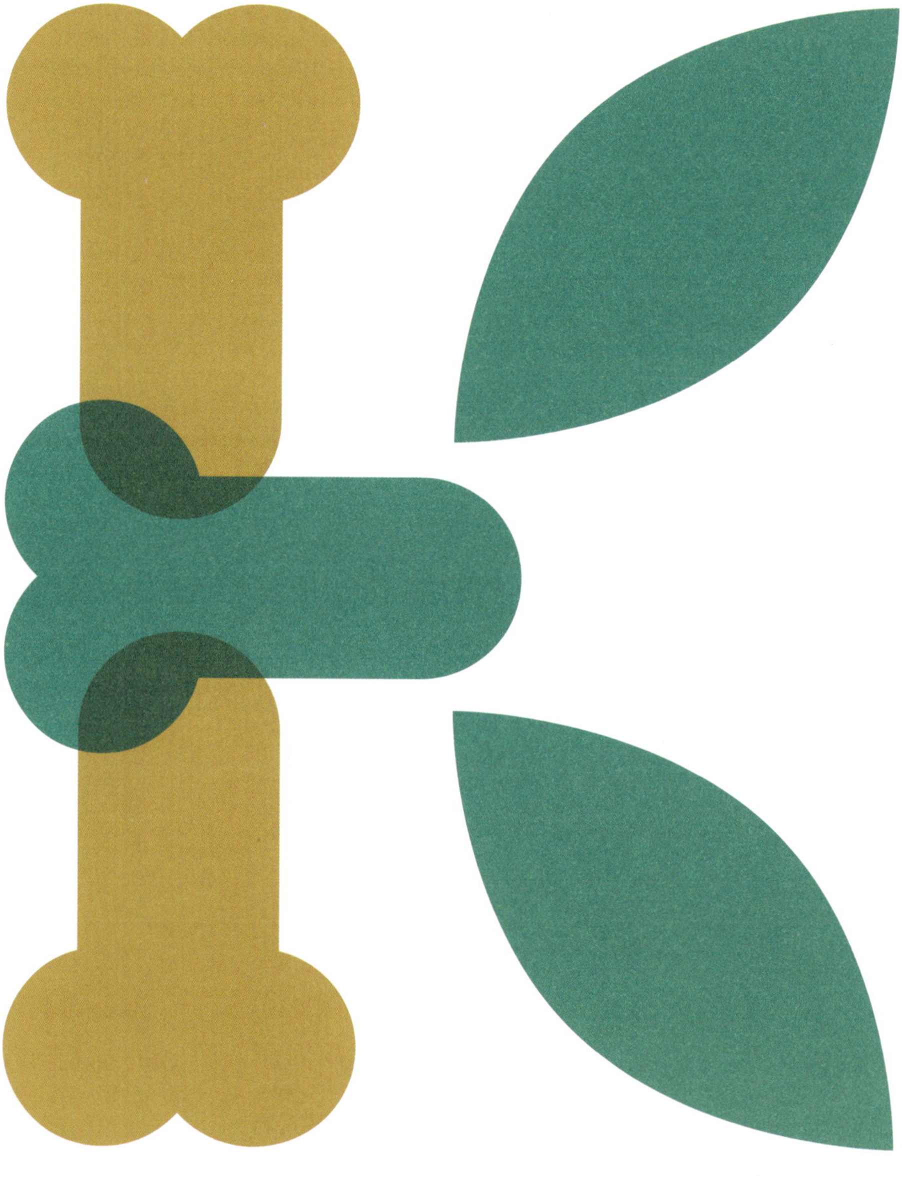

Kama-sutra

Combien de positions sexuelles pouvez-vous citer sans l'aide de votre smartphone ? Cinq, dix ? La question est absurde, tant ces positions sont nébuleuses : si on tourne ses orteils vers la gauche, est-ce encore une amazone ? À quelle inclinaison des jambes exactement le missionnaire devient-il une enclume ? Justement parce que toutes les variations sont permises, la surenchère s'enclenche. On trouve sur Aufeminin.com 100 combinaisons acrobatiques, mais 120 sur Doctissimo.fr. D'autres sites en dénombrent 245, 365 ou carrément 1 000 (pensez aux barres vitaminées). Wikipédia, en anglais, décline 41 pages sur ce thème. Wikipédia en français ? Seulement 15... Tandis que *Marie France* présente les positions du printemps (à ne surtout pas confondre avec les positions de l'été, malheureux !), *Magic Maman* liste les galipettes adéquates pendant une grossesse.

Les maisons d'édition publient des *Kama-sutra* pour chiens, chats, grenouilles, paresseuses, lesbiennes, sorcières, handicapés, personnes pressées, personnes mariées, en chocolat, en gages, à colorier... Il existe pas moins de 1 000 références kama-sutresques en français (seulement pour les livres). La niche ne risque pas de s'épuiser ; nous, si... Alors, quel est le bon nombre ? Si l'on se réfère au texte original, au « vrai » *Kama-sutra*, les positions sont au nombre de 64 – un nombre sérieux, ni rond, ni symbolique, ni vraiment conservateur, ni franchement excessif, beaucoup trop proche de 69, bref, pas vendeur.

Le grand capital en voudrait-il toujours plus ? 77 % des Français[1] se concentrent sur les trois indéboulonnables que sont la levrette, le missionnaire et l'andromaque. Comme on dit en *globish* : *less is more*.

Combien de positions sexuelles pouvez-vous citer sans l'aide de votre smartphone ?

1 « Fantasmes sexuels et positions préférées », enquête ZavaMed, 2017 (www.zavamed.com/fr/positions-preferees-fantasmes-sexuels.html).

Kink

Soixante mille mots dans le dictionnaire français, et pas un seul pour célébrer les sexualités non conformes. Pas de chance, ou pas de cran ? Est-ce une coïncidence si nous manquons d'équivalent à *queer*, à *agency* ? Quand notre langue joue les grandes muettes, nous ne ratons pas seulement des nuances mais aussi des outils politiques d'acceptation.

Comment vivre sans l'indispensable *kink* – qu'on traduira, au plus court, par une très indigeste « excentricité fantasmatique » ? Son origine est savoureuse : le *kink* est un entortillement, une bouclette. Auxquels se sont ajoutés des sens plus spécifiques : « astuce », « particularité physique ou mentale », « imperfection », « crampe »... et celui qui nous intéresse aujourd'hui, « préférence ou pratique sexuelle non conventionnelle ». Une formulation neutre, respectueuse, embrassant des fantasmes allant du BDSM hardcore à la simple inclination pour les blondes à forte poitrine.

Pendant ce temps, le Larousse nous traduit sans pitié *kink* (le nom) par « perversion, aberration », et *kinky* (l'adjectif) par « vicieux, pervers ». Google y ajoute « anormalité, problème, déséquilibre »... Le français comme langue du libertinage, de l'audace et de la tolérance ? Clairement, on repassera.

En attendant que notre Académie bien-aimée nous propose une VF décente, dépourvue de jugement moral ou d'association à des dispositions à faire le mal, on continuera à se faire du bien. Et à entretenir nos *kinks*.

Quand notre langue joue les grandes muettes, nous ne ratons pas seulement des nuances mais aussi des outils politiques d'acceptation.

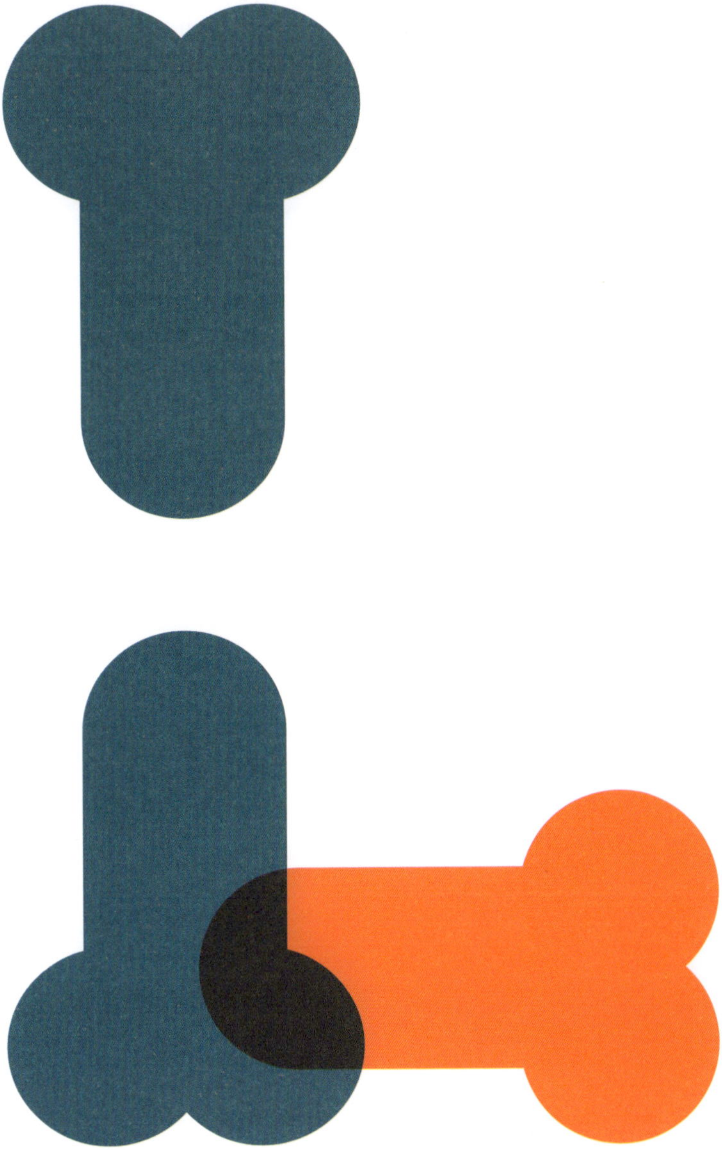

Levrette

À l'heure du triomphe végane, doit-on continuer à considérer l'animalisation comme une insulte ?

Le bestiaire sexuel est-il universel ? Si l'animalisation des rapports sexuels traverse les continents, chaque culture adopte pourtant ses propres références. Côté levrette, la langue française semble avoir la logique de son côté – comment ne pas associer la femelle du lévrier, aux pattes avant plus courtes que les pattes arrière, à la célèbre position sexuelle ? L'anglais, avec le *doggy style*, nous accompagne dans les plaisirs canins, quoique de manière moins spécifique. Dans la Rome antique, on parlait de *coitus more ferarum*, de « sexe à la manière des bêtes sauvages ». Et, dans l'Italie moderne, la levrette est une brebis (*pecorina*) – moins dangereuse que la lionne proposée par Aristophane. Le *Kama-sutra*, lui, écrit le « congrès de la vache ».

On l'aura compris : la levrette, ça n'est pas pour nous autres humains, censés faire l'amour de manière civilisée, donc de face, en déclamant du Baudelaire. La levrette garde d'ailleurs, aujourd'hui encore, sa mauvaise réputation : mettre à quatre pattes une femme, une équipe de foot ou une nation, c'est dégrader (y compris si, pour ce faire, le pénétrant doit lui-même se mettre à genoux...).

Mais à l'heure du triomphe végan, doit-on continuer à considérer l'animalisation comme une insulte ? C'est compliqué : la levrette n'est objectivement pas égalitaire. Le pénétrant a tout contrôle sur les opérations, il peut imposer une pénétration anale et, sans surprise, la pornographie lui adjoint volontiers des fessées et des tirages de cheveux – comme marques de domination et d'humiliation. La personne pénétrée est traitée comme un chien et qualifiée de même – une logique qui se heurte pourtant à l'irrationnel du désir : la sulfureuse levrette reste la position préférée des Français[1].

1 « Fantasmes sexuels et positions préférées », enquête ZavaMed, 2017 (www.zavamed.com/fr/positions-preferees-fantasmes-sexuels.html).

LGBTQIA +

Les acronymes seraient-ils la grande passion contemporaine ? Dans le monde des sexualités, une chose est sûre, on n'aime rien tant qu'agglomérer (les lettres et les gens). La preuve avec l'expansion apparemment inexorable du sigle LGBT (lesbien, gay, bisexuel, transgenre), désormais *has been* puisque remplacé par LGBTQIA + (Q pour *queers*, ces personnes autoproclamées « bizarres », I pour intersexes, A pour asexuels).

La question est évidemment de savoir quelles identités, orientations ou préférences peuvent prétendre s'ajouter à cette liste. Nous avons toutes et tous nos péchés mignons : à ce titre, l'exhaustivité est impossible. Est-on plus légitime quand notre communauté passe la barre des 1 % ou 10 % d'adeptes ? Les minorités qui fâchent (pédophiles, zoophiles, etc.) peuvent-elles revendiquer leur prise en compte ? En attendant de répondre à ces interrogations, les LGBTQIA ont ajouté ce fameux + en fin de parcours, permettant d'inclure tous ceux (toutes celles, toustes ceuxelles) qui ne se reconnaissent pas dans la sexualité traditionnellement autorisée.

Tout cela est-il vraiment bien raisonnable ? Laissons notre cynisme de côté : oui, absolument (même si ça fait beaucoup de lettres à mémoriser). Car lorsqu'on refuse de nommer, on rejette non seulement dans l'invisible mais dans l'impensé. Or, à l'heure du mariage homosexuel, des changements de sexe ou autres filiations non classiques, il semble impossible de ne pas penser l'existence des LGBTQIA + : outre qu'il serait moralement intolérable de les priver de l'attention publique, leurs revendications ont un impact direct sur des lois qui s'appliquent à tout le monde.

Par ailleurs, sachez qu'il s'agit là d'une version *light*, puisqu'on peut également parler de LGBTTQQIAAP (en ajoutant cette fois les personnes en questionnement, les alliés de la cause et les pansexuels). À quoi on rêve d'ajouter l'indispensable FL, pour « fétichisme des lettres ».

Dans le monde des sexualités, une chose est sûre, on n'aime rien tant qu'agglomérer (les lettres et les gens).

Limerence

À la rentrée de septembre, impossible de vous concentrer, constamment dérangé(e) que vous êtes par des pensées concernant les fesses du maître-nageur ? Vous êtes victime de *limerence*, c'est-à-dire d'une obsession charnelle et amoureuse délicieusement incontrôlable. Si la cristallisation consiste à idéaliser l'autre, et la passion, à alterner entre plaisir et souffrance, la *limerence* se traduit par des fantasmes intrusifs – au point qu'on puisse cesser de fonctionner. Ce type de perturbation ne s'embarrasse ni de réalisme ni de réciprocité, d'accord… mais, sachant que cette inclination s'explique par les conséquences d'un cocktail chimique parfaitement naturel, pourrait-on se contenter d'en rire ? Eh bien, plus vraiment : dans une société exigeant une productivité absolue et le contrôle de notre vie intérieure (avez-vous pratiqué votre respiration par le vide ce matin ?), la *limerence* passe pour une marque de faiblesse, voire d'immaturité. Surtout pour les cœurs d'artichaut qui peuvent enchaîner les épisodes. Mais au fait, pourquoi n'en parle-t-on pas en France ? Le mot nous vient des États-Unis, où la psychologue Dorothy Tennov l'a inventé en 1979. Au même moment naissait sur l'ancêtre d'Internet le concept de NRE, « New Relationship Energy » (l'excitation amoureuse et sexuelle présente en début de relation). Cette NRE, plus positive, connaît actuellement une seconde jeunesse du côté des polyamoureux. Et chez nous ? La patrie de l'amour n'a pas vraiment de mot pour décrire ces débuts, à part peut-être « infatuation », qui tourne la chose en ridicule, ou « érotomanie », qui la psychiatrise. Le *French lover* n'aurait finalement pas la langue si bien pendue…

Si la cristallisation consiste à idéaliser l'autre, et la passion, à alterner entre plaisir et souffrance, la limerence *se traduit par des fantasmes intrusifs.*

Lubrique

Du latin *lubricus*, glissant, qui donne également le mot « lubrifier ». Jusqu'ici tout va bien. Mais dès le latin médiéval, la connotation devient spirituelle. Le glissement des corps l'un sur l'autre ou l'un dans l'autre devient le signe d'un glissement moral, et inversement : quand ça glisse dans la tête, ça glisse aussi dans les slips. Simpliste, cousu de fil blanc ? Absolument. La sexualité regorge cependant d'exemples de spécificités anatomiques sur lesquelles on plaque une charge symbolique : les femmes ont un vagin donc elles sont « destinées » au monde intérieur, les hommes ont des érections visibles, ils seraient donc naturellement qualifiés pour la vie publique, etc.

La peur du grand dérapage continue aujourd'hui encore à influer sur nos représentations : ainsi entend-on souvent que si on parle de sexualité aux enfants, on va leur donner des idées (remarque : si on ne parle pas de sexualité aux enfants, on aiguisera leur curiosité). Ou bien : si on consomme de la pornographie, on entrera automatiquement dans une spirale infernale de contenus de plus en plus hard (ça peut arriver, mais les études ne démontrent pas d'effet général d'engrenage). Ou encore : si on touche à l'infidélité, on ne s'arrêtera plus (la récidive est majoritaire, c'est vrai, mais elle est loin d'être systématique – un conjoint peut très bien tromper une seule et unique fois, et être vacciné pour le restant de ses jours).

Le sexe est-il meilleur quand il glisse ? Oui. Est-ce qu'il constitue en soi une zone glissante ? Si on en croit la vigueur des ventes de lubrifiant, non. Vraiment pas.

Quand ça glisse dans la tête, ça glisse aussi dans les slips.

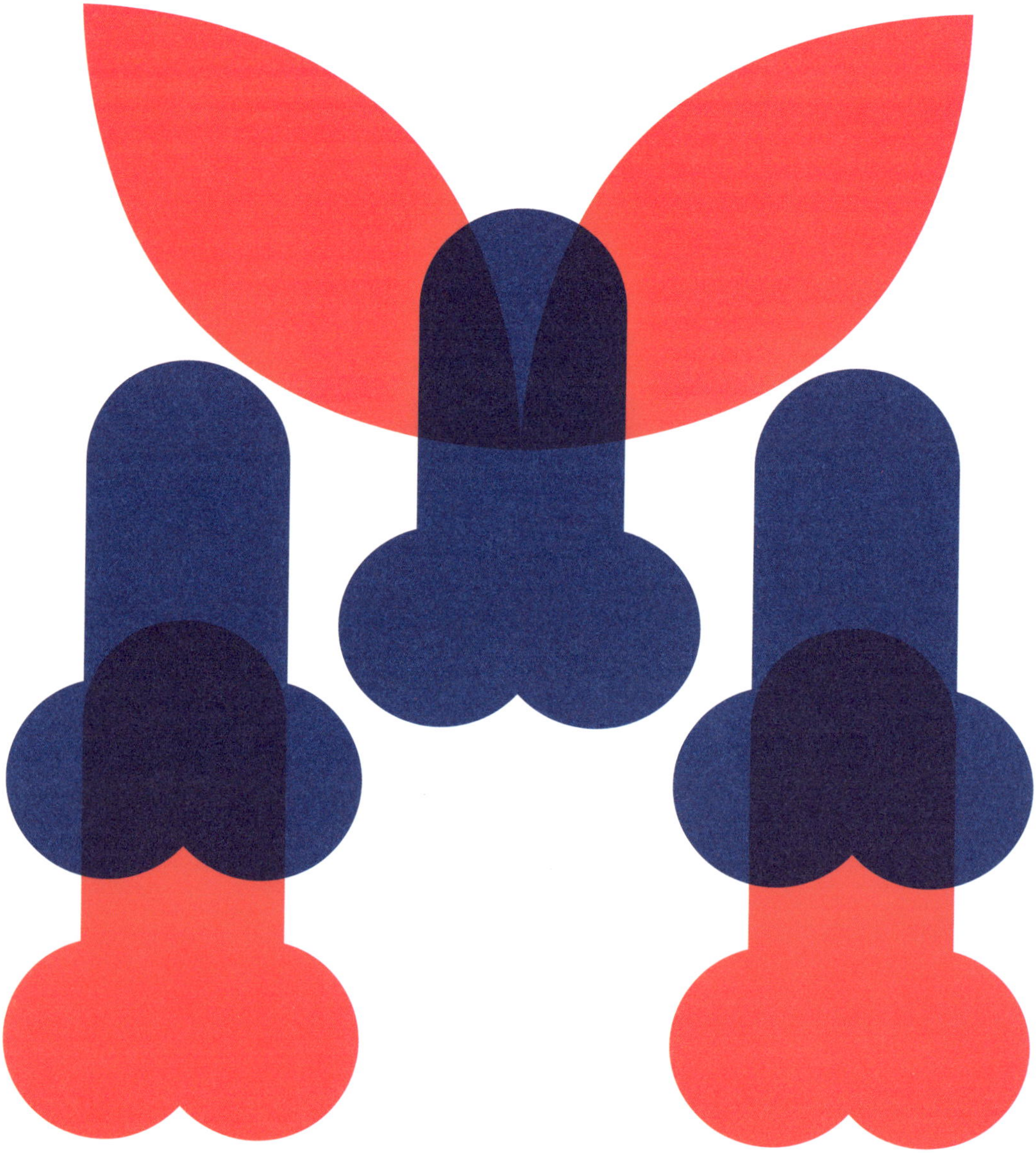

Machine à fellation

Que se passerait-il si l'accès au sexe était illimité ? À cette question, notre bonne vieille morale répond par le pire scénario possible : nous vivrions enchaînés au plaisir, complètement décérébrés, et finirions par mourir de faim.

En l'occurrence, les distributeurs d'orgasmes existent depuis longtemps – du pouce opposable au vibromasseur, le choix est pléthorique. La plupart d'entre nous choisissent cependant de regarder ailleurs : selon une étude, seuls 29 % des Français savent que les robots sexuels existent[1]. La honte, quand on sait que la machine à fellation fête sa dixième année d'exploitation. Pour la modique somme de 140 euros (si c'est trop cher, les copies à moitié prix ne manquent pas), le bien nommé Autoblow décline ses services en trois tailles. Concrètement, il s'agit d'un manchon imitant la peau humaine (en élastomère thermoplastique, à vos souhaits) autour duquel coulissent des élastiques perlés, le tout recouvert par une coque. Du haut de ses 1 300 grammes, l'Autoblow fait difficilement figure de distributeur ultradiscret... mais il reste plus compact qu'une machine à café. Sa version AI, actuellement en vente pour 220 dollars, propose des fellations « intelligentes » et permet de naviguer entre dix modes de succion, inspirés par la pornographie. Voilà qui promet de faire des étincelles.

Est-ce la fin annoncée de la fellation humaine ? Pour l'instant, en France, franchement pas (nous occupons le 22e rang du classement mondial des recherches Google sur l'Autoblow, loin derrière le trio de tête composé de la Suisse, de la Norvège et du Danemark). Pourquoi boudons-nous les plaisirs artificiels ? Une seule explication possible : le *French lover* ne prendra jamais le risque de mourir de faim.

Les distributeurs d'orgasmes existent depuis longtemps – du pouce opposable au vibromasseur, le choix est pléthorique.

1 Gaspard Lancrey-Javal, Pierre-Hadrien Bartoli et Morgane Hauser, « Les Français et la sexualité de demain », étude Harris Interactive/We-Vibe, octobre 2018 (http://harris-interactive.fr/wp-content/uploads/sites/6/2018/11/Rapport-Harris_Interactive-Les_Francais_et_la_sexualite_de_demain-WeVibe.pdf).

Money shot

Il faut jouir plus pour gagner plus… y compris en trichant.

Comment rendre authentique un acte réalisé à l'aide de comédiens, de caméras, et dont l'action standard se produit à l'intérieur d'un corps ? La pornographie doit résoudre ce casse-tête pour tenir sa promesse fondamentale : en effet, le X n'a de sens que si c'est « pour de vrai ». D'où quantité de preuves accumulées à l'écran : gros plans, paraphrase (« je jouis »), plaisir spectaculaire et, surtout, éjaculation visible – un débordement qui ne peut théoriquement pas être simulé (sauf si vous avez déjà lu l'entrée « faux sperme »). Pour les acteurs mâles, c'est le moment de vérité. Souvent privés de visage autant que de dialogues, ils se réduisent à un pénis que l'on ne voit quasiment pas. Ce qui aboutit à un paradoxe contrariant : le moment de la jouissance, de la supposée fusion des corps, est celui de la séparation physique des amants.

Cette éjaculation est appelée *money shot*. Tiens donc. Resterait-il un paradigme où l'argent ferait le bonheur ? Certainement pas. Les règles du capitalisme étant impitoyables (quoique tout à fait pénétrables), la concurrence entre acteurs stimule l'inflation. Il faut jouir plus pour gagner plus… y compris en trichant – ce qui crée, en cascade, de fausses normes de performance. Vous trouverez en ligne des compléments alimentaires pour augmenter le volume éjaculatoire (de 20 à 40 dollars pour les poudres de perlimpinpin), des flacons de faux sperme avec pompe (70 dollars le demi-gallon) et des conseils de préparation (à base de yaourt, sel et fécule de maïs). Alors, le sperme à tout prix ? En attendant, les acteurs porno mâles occupent un des rares métiers où les hommes sont moins payés que les femmes. Puisqu'on vous dit que c'est la crise.

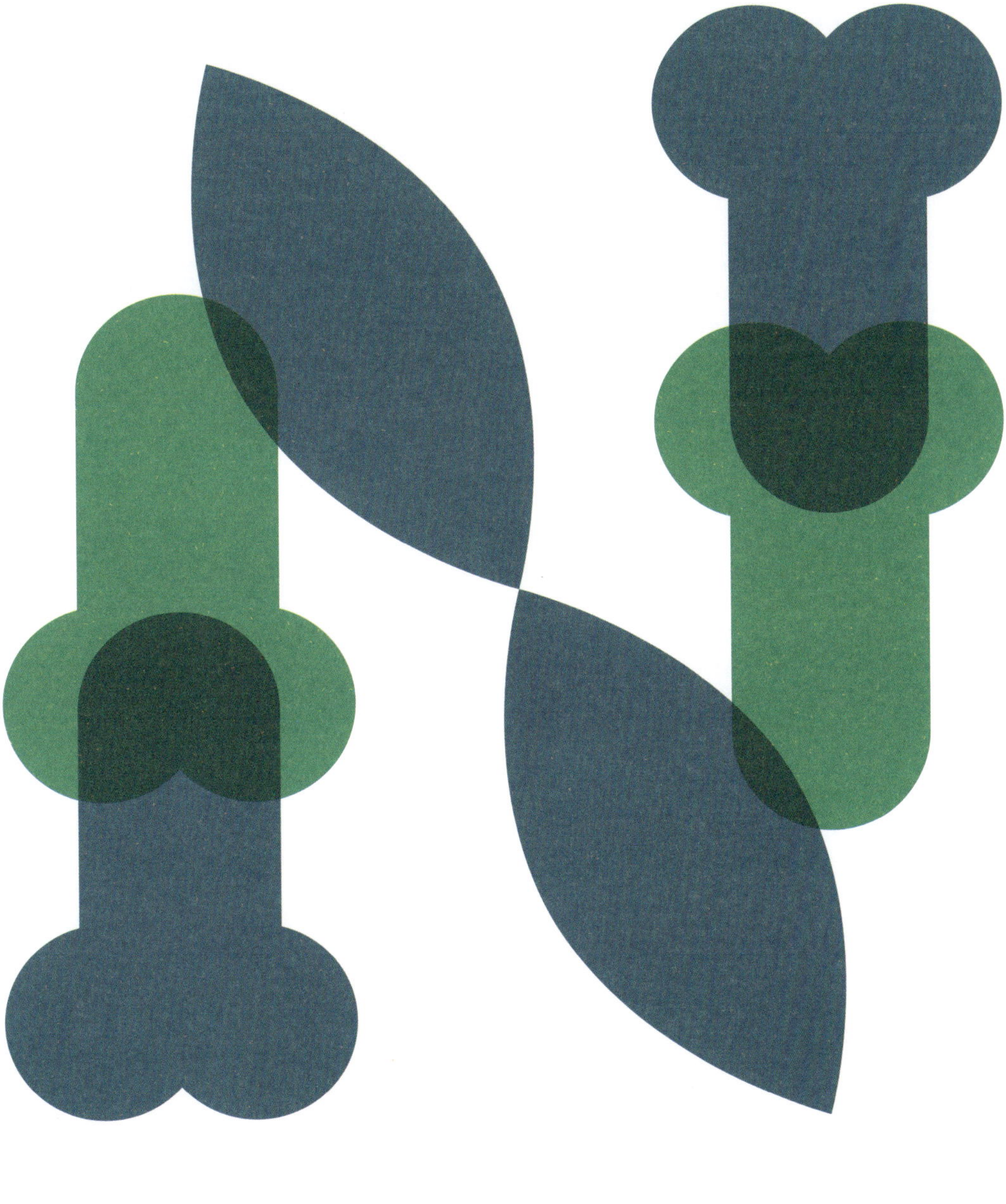

NoFap

Aux heures de gloire du puritanisme tout-puissant, les onanistes étaient traités par un arsenal punitif allant de l'opium à l'asile, des bains glacés aux instruments de torture. Les Anglo-Saxons parlaient de *self-abuse* : un crime dont on était à la fois victime et coupable.

Aujourd'hui, les ceintures de chasteté sont hors de prix dans les sex-shops. Les bains glacés servent à booster le métabolisme. Et pourtant, la notion d'« abus de soi » continue d'alimenter notre peur de la pornographie, de l'addiction au sexe ou du grand dérapage (on commence par la masturbation, on finit pédozoophile héroïnomane). De fait, comme il n'a jamais été aussi facile de trouver des supports masturbatoires (les plates-formes porno), certains perdent le contrôle.

C'est à ceux-là (95 % d'hommes) que s'adresse le mouvement NoFap. Créé en juin 2011, il réunit des « fapstronautes » décidés à tenter l'abstinence, temporaire ou définitive (dans l'argot d'Internet, « fap » est le terme correspondant à la masturbation masculine). Selon ces chastes âmes, ce « choix de vit » permet d'augmenter son taux de testostérone, sa concentration, sa joie de vivre et sa confiance (sans parler du combo peau soyeuse + retour de l'être aimé + gains au Loto). Rappelons que, scientifiquement parlant, la masturbation ne produit aucun effet négatif...

Et pourtant, sur la plate-forme Reddit où ces communautés sont rassemblées, on trouve presque un demi-million de membres sur NoFap, et plus de 100 000 sur PornFree. Ils y échangent conseils, encouragements et anecdotes. Ils ont l'air très motivés : on applaudit – des deux mains, promis.

La notion d'« abus de soi » continue d'alimenter notre peur de la pornographie, de l'addiction au sexe ou du grand dérapage.

Noir

La sexualité est souvent décrite comme obscène, du latin *obscenus*, qui signifie littéralement « hors scène », donc loin des feux des projecteurs – loin de la lumière. De fait, alors même que notre connaissance des pics hormonaux devrait nous convaincre de faire l'amour en plein jour, nous persistons à reporter nos ébats à la tombée de la nuit. Voire en pleine nuit (rappel : quand votre partenaire dort, il ou elle ne consent pas). D'où un premier constat déconcertant : en 2021, révolution sexuelle ou pas, les plaisirs de la chair restent, dans la pratique, obscènes et ténébreux. Dans la symbolique religieuse (occidentale), le noir symbolise l'abstinence, la pénitence et le deuil, c'est donc sans surprise qu'on le retrouve systématiquement dans le monde du BDSM (bondage, domination, sadomasochisme). Nous sommes en plein tragique… mais pour jouer, évidemment.

« Personne n'imagine un dominateur en vert »

Demandons donc conseil à un spécialiste, en l'occurrence Miguel, ex-responsable de la boutique Demonia, à Paris (si vous cherchez l'antre du vice, c'est là que ça se passe…) : « La tenue de soumission sert à se déshumaniser. On veut oublier les règles de son éducation pour devenir un objet avec lequel tout est permis. Le noir est la couleur du camouflage de nuit, il s'impose donc naturellement. Le BDSM incarne le côté obscur de la sexualité. Personne n'imagine Dark Vador en rose, de même que personne n'imagine un dominateur en vert – ça ne serait pas crédible. Le BDSM se veut aussi sérieux qu'un enterrement, ce qui impose le noir et la sobriété, surtout dans une pratique sérieuse et technique. D'ailleurs, en couleur, on ne vend presque rien. Ensuite, ça devient un cercle vicieux. Les nouveaux arrivants voient tout le monde en noir, donc intègrent immédiatement ce code. »

Mais, attention, le noir est également une modalité pratique du BDSM, par la privation sensorielle. Les bandeaux, masques et cagoules sont en effet largement utilisés dans vos donjons de quartier pour occulter la vision des soumis et soumises : en se privant du sens essentiel à la sexualité contemporaine qu'est la vue, on peut (enfin ?) se concentrer sur ses sensations. Moins on y voit clair, moins on est distrait par le décor, par ses partenaires, par sa propre apparence. Et, bien sûr, plus on ressent, plus on se replie sur son monde émotionnel. D'où une curieuse mais très efficace équation : pour tomber les masques psychologiques, on peut toujours mettre un masque physique. Et sauter dans un monde inconnu. Car le noir n'étant pas une couleur mais une absence (quoique, à ce sujet, les avis soient partagés), il nous place face au vide, au néant, au mystère.

Imparable élégance

La sexualité révèle alors sa dimension métaphysique : où étions-nous avant que nos parents s'unissent ?

Personne n'imagine Dark Vador en rose, de même que personne n'imagine un dominateur en vert – ça ne serait pas crédible.

D'autres révolutions, plus explicitement sexuelles, sont en marche en ce moment même. Elles font lumière sur ce qui se passe dans la chambre à coucher.

Où irons-nous quand la pulsion de mort aura triomphé de notre force vitale ? Où allons-nous quand nous faisons l'amour, quand nous nous perdons dans le corps de l'autre ?

En 1926, Freud parlait de la sexualité des femmes comme d'un « continent noir » : à l'intériorité anatomique de l'appareil reproducteur féminin répondrait une intériorité symbolique (les femmes seraient psychiquement en retrait). On se perdrait alors dans des profondeurs où la lumière ne pénètre pas. Selon le père de la psychanalyse, ce continent noir serait lié à un masochisme spécifique, justement lié à la pulsion de mort. Cousu de fil blanc ? Je vous laisse juges.

Quoi qu'il en soit, cette association du noir et de l'inconnu, propice à tous les fantasmes de vagins dentés et de matrices tueuses, influence par rebond les codes couleur du fétichisme et de la prostitution : quand ça nous fait (potentiellement) peur, quand on ne sait pas forcément où on met les pieds (et pas que les pieds), alors on sort sa palette de noirs.

Même chose dans les clubs échangistes, dont le dress code impose souvent le noir (tenue de soirée pour les hommes, petite robe pour les femmes). Si vous avez l'impression que cette chronique commence à ressembler à une soirée gothique, pas de contre-indication : il se trouve que les soirées gothiques et fétichistes croisent volontiers leurs participants.

Cependant, si le monde libertin encourage le noir, c'est également pour son imparable élégance, mélange d'austérité et de richesse. Les marques de sextoys de luxe n'hésitent pas à employer cette teinte pour mettre en avant leurs produits les plus chers, notamment quand ils sont destinés aux hommes (le noir rappelle à la fois la sauvagerie des panthères et la technique des smartphones : on nage en plein dans les codes du marketing masculin).

Pas toujours très reluisant

Revenons enfin à nos moutons – noirs, évidemment. J'évoquais en introduction « la » libération sexuelle, au singulier. Mais pour celle qui concerne la génération 68, il faudrait plutôt parler de libération reproductive.

D'autres révolutions, plus explicitement sexuelles, sont en marche en ce moment même. Elles font lumière sur ce qui se passe dans la chambre à coucher, mais aussi dans la rue ou au bureau. La sociologie comme la technologie, le mouvement #metoo comme les affaires Griveaux ou Matzneff sortent nos pratiques de l'ombre. Nous n'interrogeons pas seulement ce qui se passe sur la scène (des représentations), mais aussi hors scène (par exemple à la maison ou dans le bureau des hommes politiques). En faisant, forcément, reculer l'opacité en vigueur.

Comme le démontre avec entêtement notre actualité, ce qui se tapit dans le noir de nos sexualités n'est pas toujours très reluisant. Chassez le religieux, il revient par la fenêtre : c'est cette fois le noir des forces du mal qu'il faut évoquer... et conjurer (je ne parle pas forcément du mal au sens moral, mais aussi littéralement d'avoir mal, quand la sexualité nous blesse). De fait, l'opacité et le secret ont largement servi, et servent encore, à légitimer des violences sexuelles, notamment à l'encontre des personnes sexisées (femmes, LGBT +), des travailleurs du sexe, des enfants ou même des animaux.

Malgré des avancées réelles en termes de défense de l'intégrité sexuelle, certains esthètes (et/ou moralistes !) s'indignent de nos « clarifications » ou prétendent y voir une demande d'absolue transparence. Bien sûr, on peut comprendre l'attrait d'un folklore sexuel opaque, délicieusement romantique et mystérieux. Mais, objectivement, le romantisme et le mystère seront encore là quand nous aurons trouvé des moyens efficaces de communiquer nos envies, de proposer des fantasmes, de consentir ou de ne pas consentir.

Le noir est élégant, mais le noir se mérite. On pourra toujours éteindre à nouveau la lumière quand nous aurons terminé de ranger notre chambre à coucher !

Le romantisme et le mystère seront encore là quand nous aurons trouvé des moyens efficaces de communiquer nos envies, de proposer des fantasmes, de consentir ou de ne pas consentir.

Nympho

Au risque de policer le langage commun, on ne dit plus nympho. Ni nymphomane. Déjà parce que ces termes portent un jugement négatif parfaitement obsolète sur l'expression du désir féminin, mais surtout parce que depuis la quatrième réédition du *DSM* (le catalogue des maladies) en 1994, on parle désormais d'hypersexualité ou de sexualité compulsive (une catégorisation hautement polémique, puisque les chercheurs n'ont pas fini de s'écharper pour définir à quel moment précis on tombe dans l'obsession).

Au départ, le terme de nymphomanie se réfère aux nymphes – du grec ancien *νύμφη*, *númphê* (« jeune mariée, fiancée, jeune fille »). Les aventures sexuelles de ces créatures mythologiques émaillent l'Antiquité, tout comme les péripéties de leurs équivalents masculins, les satyres. La sexualisation du mot touche aussi l'anatomie : les nymphes, ce sont les petites lèvres de la vulve (ainsi qu'un type d'insectes… mais là, franchement, le rapport devient ténu).

Alors, que nous reste-t-il aujourd'hui des nymphes d'antan – et même des nymphomanes ? Faites-les sortir par la porte, elles rentreront par la fenêtre : c'est un autre dérivé qui s'est infiltré dans notre langage : la nymphette, ingénue préadolescente popularisée en 1955 par Vladimir Nabokov dans son roman *Lolita*. Ces nymphettes sont adulées par des nympholeptes, hommes d'âge mûr en pleine régression érotique – même si on parle plus volontiers d'hébéphilie pour désigner ce type d'attraction. En notre époque de sursexualisation des plus jeunes et de libération des femmes, les nymphettes comme les nymphos ont mauvaise presse : politiquement incorrectes, ambiguës… et imperméables à nos tentatives de policer le désir.

Les aventures sexuelles de ces créatures mythologiques émaillent l'Antiquité, tout comme les péripéties de leurs équivalents masculins, les satyres.

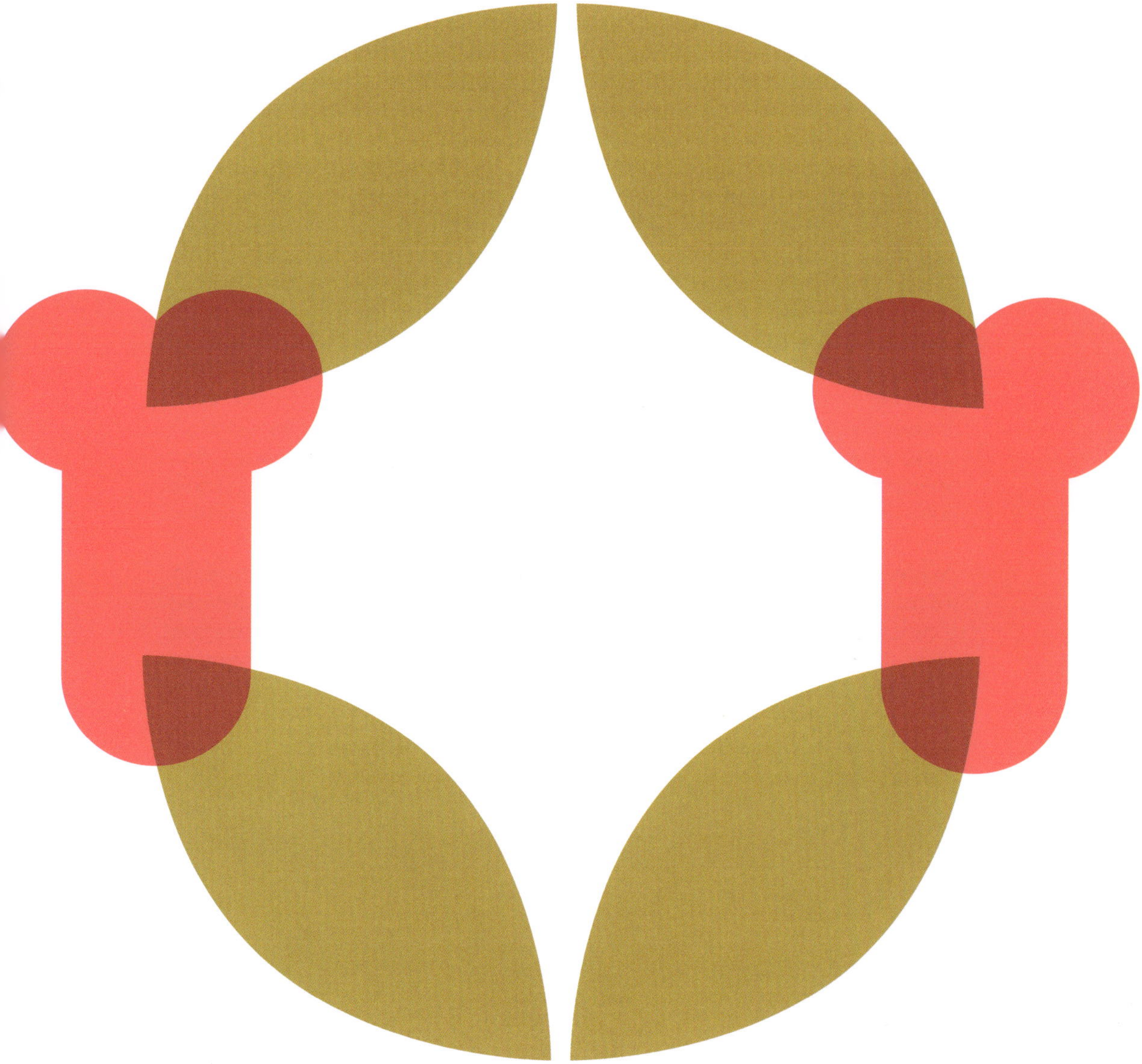

Obscène

Qu'est-ce que l'obscène ? Le sexe, rien que le sexe ? Les discours de Donald Trump ? La dernière polémique raciste sur Twitter ? Les propos de Christine Angot sur l'esclavage ? Le résultat des élections européennes ? La définition officielle évoque l'indécence, l'inconvenance, ce qui choque et offense le bon goût. Mais, pour peu que l'on passe du dictionnaire contemporain au dictionnaire antique, l'obscène, c'est aussi… ce qui vient de la gauche.

En effet, selon le doctorant en linguistique Hugo Blanchet, « il semble que le latin *obscenus/obscaenus* ("inapproprié", "obscène") puisse avoir la même origine que *scaevus* ("gauche", "mauvais") : l'*ob-scaenus* vient de la gauche. Ces deux mots auraient pour racine *skai* ("ténébreux", "sombre") comme dans le grec *skaios* ("gauche", "sombre") et *skana/skènè* ("scène", littéralement "qui projette une ombre") ». (Si vous aimez les complots faciles, vous pouvez affirmer aux dîners mondains que la gauche est étymologiquement l'Axe du Mal, mais je ne suis pas sûre que vos amis apprécieront).

Mais, au fait, pourquoi le côté gauche a-t-il historiquement si mauvaise réputation – au point que les devins romains estimaient défavorable qu'un oiseau vole sur leur gauche ? Les origines de cette discrimination pourraient bien être militaires : si on porte l'arme à droite et le bouclier à gauche, forcément, les gauchers fichent le boxon. Seulement, quand on ne fait pas la guerre, on fait l'amour. Et là, ça se complique. Car non seulement les gays et les lesbiennes ont été qualifiés d'invertis, donc de gauchers, mais, selon plusieurs études, ils et elles sont effectivement plus susceptibles d'être gauchers ou ambidextres que les hétérosexuels. Ajoutez à cela une population LGBT votant plus volontiers à gauche que le reste des Français, et nous voici plongés dans des ramifications culturelles… comment dire… multilatérales.

Pour peu que l'on passe du dictionnaire contemporain au dictionnaire antique, l'obscène, c'est aussi… ce qui vient de la gauche.

Ondinisme

Vous prendrez bien un rafraîchissement ? Gloire au Grand Timonier (pardon, au président Trump), les joies de l'urine récréative ont investi jusqu'au camp politique : on a appris en 2017 que le président américain aurait demandé à se faire uriner dessus par des prostituées au Ritz Carlton de Moscou en 2013. Malheureusement, on ignore toujours si la fameuse *sextape* russe existe. En attendant, le français possède deux mots pour décrire cette préférence sexuelle : la très médicale urophilie (focalisée sur l'urine) et l'ondinisme (une hypersensibilité aux ondes liquides). Comment expliquer l'attrait pour l'urine ? Tout d'abord, quelques données anatomiques : la proximité de la vessie et des parties génitales fait entrer l'urètre en territoire érogène. Toutes les confusions sont possibles, comme le montrent les questions anxieuses des internautes : « Par où les femmes font-elles pipi ? » (réponse : l'auriculaire). Sans compter les témoignages préoccupés des femmes fontaines concernant la nature de l'émission (réponse : lavage des draps en machine, 40°). Les adeptes régressent vers le lâcher-prise jouissif de l'enfance, tout en jouant sur l'humiliation consistant à tremper son lit après son 74e anniversaire (bisou, Donald). Ces fantasmes s'associent aux cinq sens autant qu'à des préférences plus répandues : voyeurisme, BDSM, plaisirs olfactifs et/ou gustatifs. Trop salissant ? Ramenons donc ce fantasme à l'anecdotique : il ne concerne que 10 % des hommes et 3,5 % des femmes[1]. Et sur Pornhub, plate-forme de vidéos pornographiques, seuls les Japonais et les Allemands s'y intéressent vraiment. Les plus dégoûtés prendront les choses avec philosophie, en relisant par exemple *L'Amour liquide*, de Zygmunt Bauman[2]. Avec une coupette de champagne.

Les adeptes régressent vers le lâcher-prise jouissif de l'enfance, tout en jouant sur l'humiliation consistant à tremper son lit.

1 Christian C. Joyal, Amélie Cossette et Vanessa Lapierre, « What Exactly Is an Unusual Sexual Fantasy ? », *The Journal of Sexual Medicine*, vol. 12, n° 2, février 2015, p. 328-340 (www.researchgate.net/publication/267627883_What_Exactly_Is_an_Unusual_Sexual_Fantasy).

2 Zygmunt Bauman, *L'Amour liquide*, Fayard, 2010.

Oreiller

L'oreiller est-il un sextoy ? Cette utilisation n'est pas inscrite noir sur blanc dans votre catalogue Ikea, mais elle existe. Il suffit de placer un coussin sous les fesses d'un/e partenaire pour améliorer la position du missionnaire – ou sous les hanches, pour faciliter la levrette. Ne parle-t-on pas de « mordre l'oreiller » pour qualifier un orgasme ?

Ne parle-t-on pas de « mordre l'oreiller » pour qualifier un orgasme ?

L'érotisation de l'oreiller est d'ailleurs un marché de niche, sur lequel règne l'entreprise américaine Liberator. Cette marque commercialise du mobilier sexuel depuis 2001, et ses modèles se vendent au prix du platine (de 55 à plus de 1 000 dollars) : rampes triangulaires, coussins en forme de cheval-d'arçons, têtes de lit spécialement dédiées au bondage, bancs de punition, etc.

Au Japon, on pousse le concept encore plus loin grâce au *dakimakura*, un gros traversin plat sur lequel est imprimé, en taille quasi réelle, un personnage de manga (ça coûte environ 25 euros). Ce *body pillow* est destiné à être enlacé pendant la nuit, les moments de solitude ou les masturbations.

Pour des usages plus explicitement sexuels, certains modèles sont équipés de vaginettes : on trouve des formats rectangulaires gonflables, des versions carrées avec vulve intégrée, des morceaux de corps féminins ressemblant aux poupées de l'artiste Hans Bellmer, et même des « tabliers » surmontés de seins et de vulves qui se sanglent à un oreiller normal.

Si cet outillage semble plutôt dédié aux hommes, le « coussinage » est un sport majoritairement féminin : 21 % des femmes se frottent parfois contre un support pendant une masturbation, mais seulement 5 % des hommes[1].

1 Philippe Brenot, *Les Femmes, le Sexe et l'Amour*, Les Arènes, 2012.

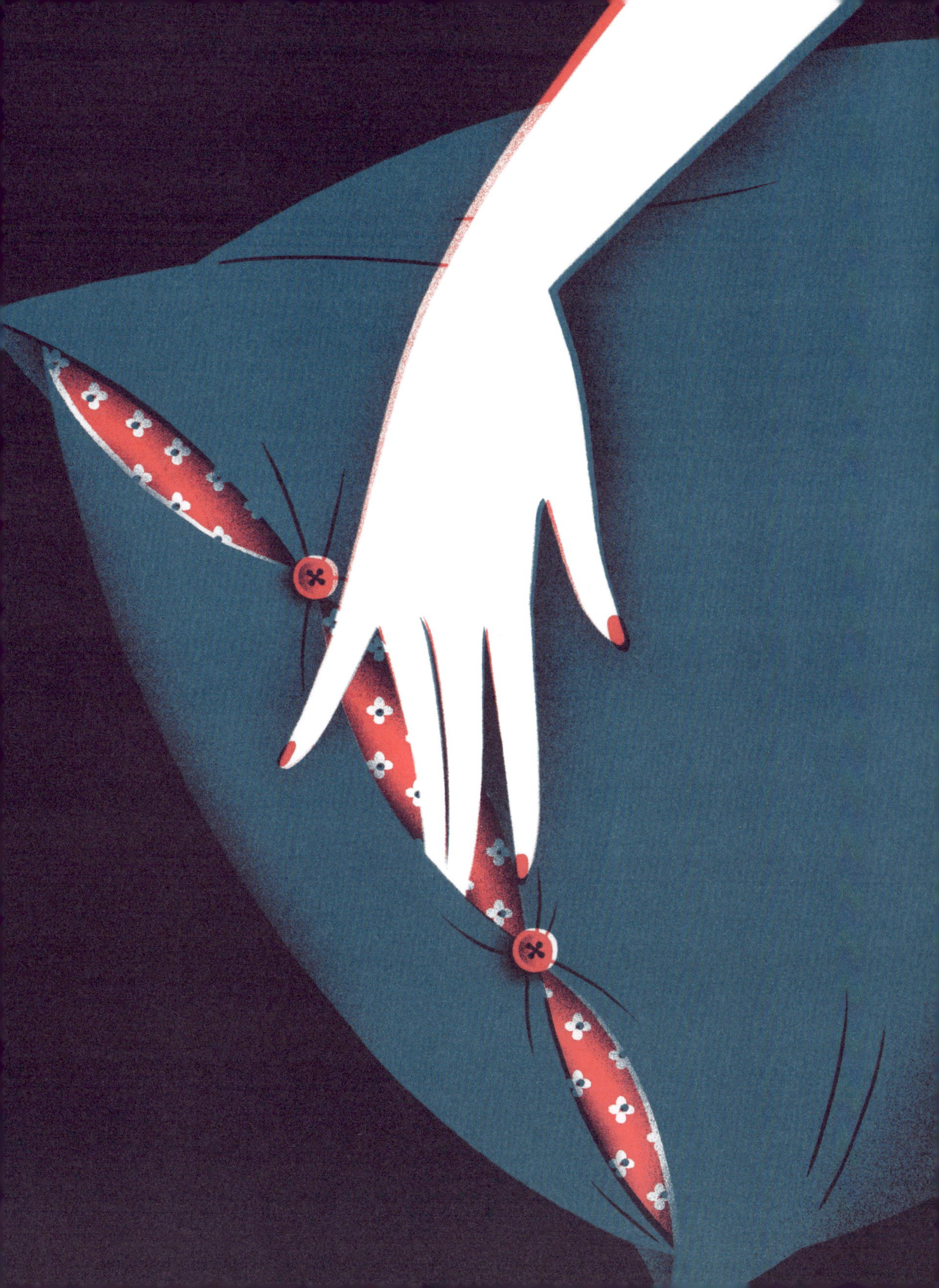

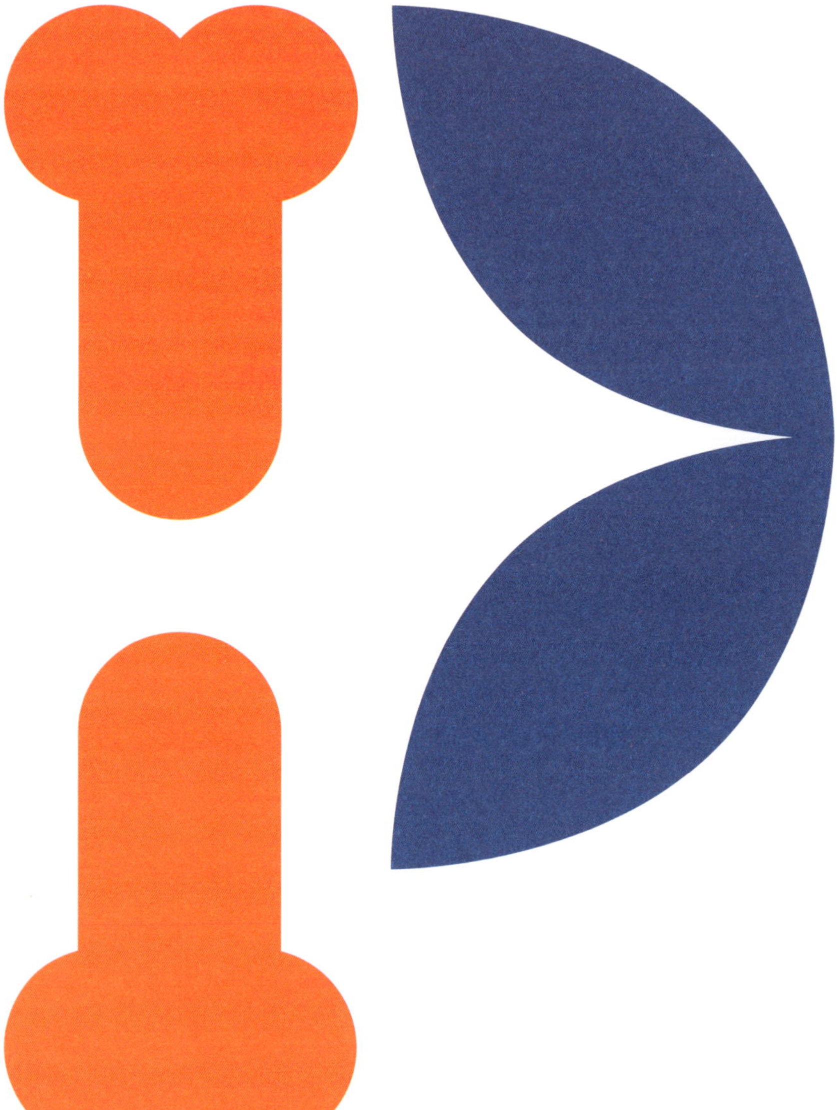

Pansexuel

Peut-on aimer quelqu'un sans se préoccuper de son genre, de son sexe ? Jusqu'à récemment, encore, cette idée était disqualifiée au nom de la sacro-sainte altérité (laquelle ne prenait qu'une forme : celle des organes génitaux, au détriment de l'âge, de la culture ou du milieu social).

Aujourd'hui, la légitimité de la catégorisation strictement génitale du monde a du plomb dans l'aile. D'où la montée en puissance des pansexuels, qui désirent et tombent amoureux d'êtres humains hommes, femmes, trans, intersexes ou androgynes. Sans distinction. Pour eux, les catégories homme ou femme sont hors sujet. C'est ce qui les différencie des bisexuels.

Cette tendance, trop récente pour figurer dans les statistiques officielles, compte quelques célèbres fers de lance : Christine and the Queens, Miley Cyrus, Sia, ou encore Janelle Monáe. Plutôt des chanteuses, donc. Et plutôt des femmes. Sans doute parce que les femmes ont plus intérêt que les hommes à balancer le genre aux orties.

Quoi qu'il en soit, cette proclamation d'un désir indistinct génère une certaine suspicion. Aimer hors genre serait la marque, soit d'une naïveté juvénile (Peter Pan, coincé dans le monde asexué de l'enfance), soit d'un esprit pervers, incarné par le dieu Pan (mi-homme mi-bouc, accompagné de ses délicieux satyres). Sans surprise, le christianisme a rapidement associé Pan à la figure du démon.

Sommes-nous prêts à dédiaboliser la pansexualité ? À voir. Car Pan n'est pas seulement le dieu des troupeaux. Il est aussi celui de la foule, et des foules qui deviennent folles. C'est de là que vient le mot « panique ». Pansexuels, panique morale : pour trouver l'origine des maux, ne jamais négliger l'origine des mots.

Aujourd'hui, la légitimité de la catégorisation strictement génitale du monde a du plomb dans l'aile.

Parfum

Dans le roman de Patrick Süskind intitulé *Le Parfum*, les parfums procurent au héros Grenouille des émotions sensuelles tellement violentes qu'elles le poussent au crime[1]. Une idée pas si fictionnelle : au XIXe siècle, l'Espagnol Manuel Blanco Romasanta a avoué treize meurtres, essentiellement de femmes, dont il retirait la graisse pour en faire du savon. Les odeurs auraient-elles des propriétés érotiques incontrôlables ?

C'est le fonds de commerce des parfumeurs (*Absolutely Irresistible*, *Desire Me*...). Sur les forums de conseil religieux, on débat : la bonne musulmane exsudant *Allure sensuelle* attire-t-elle l'œil fornicateur de l'homme ? La juive modèle peut-elle embaumer *L'Extase* pendant Pessah ? La chrétienne sérieuse se vautrera-t-elle dans le *Guilty* sans rendre hommage à la première carrière de Marie Madeleine ou devrait-elle exhaler l'encens sacré ? (Remarque : le mâle religieux peut se contenter de sentir le chien mouillé comme tout le monde.)

Le grand capital s'est évidemment jeté sur ce marché littéralement juteux (sous-entendant au passage que nous puons) : Amazon propose cent trente références de parfums aux phéromones, auxquels on ajoutera des pilules altérant l'odeur naturelle et autres déodorants génitaux. Le site japonais KanojoToys vend, quant à lui, trente-sept déclinaisons de sprays pour fétichistes, de l'odeur « jeune épouse enceinte » aux effluves de « sous-vêtements tachés d'une vieille tante ménopausée » (on n'est jamais trop précis). Cependant, la plus grande nouveauté dans ce business millénaire nous vient de la réalité virtuelle, dont certains acteurs comme FeelReal ou CamSoda créent des masques diffusant des senteurs érotiques – sueurs, parties intimes – ou tout simplement aphrodisiaques. Qu'importe le flacon, pourvu qu'on ait l'ivresse ?

1 Patrick Süskind, *Le Parfum* [1985], Le Livre de poche, 2006.

Partouze

Tarte à la crème du libertinage, l'orgie ? Pas seulement. La moitié des femmes ont déjà fantasmé sur des relations sexuelles avec un parfait inconnu, et presque les trois quarts des hommes. Mieux encore, 56 % des femmes rêvent de sexe groupé, mais seulement 16 % des hommes – qui préfèrent les plaisirs égoïstes du harem aux joies de la redistribution, puisqu'ils seraient 75 % à accepter d'ouvrir leur lit à des partenaires multiples... à condition que le groupe ne soit composé que de femmes[1].

Les origines de ce très répandu fantasme remontent aux célébrations de ce bon vieux Bacchus. Si l'on se rappelle surtout son penchant pour l'extase et les ivresses, Bacchus/Dionysos est également associé au feu, à la fermentation, à la régénération, aux arts du théâtre. Il règne en maître sur nos fluides – sang, sperme, lait, urine, sève. Chouette programme, non ?

Au figuré est considérée comme orgie tout excès – de nourriture ou de boisson, mais pas seulement. On peut se perdre dans une orgie de couleurs, comme pratiquer une orgie de macramé. Du coup, pour la tempérance, on repassera. L'orgiaque est outrancier. Il en fait des tonnes. Il se fiche du risque zéro et des accusations d'abus. Pour contrôler ce déchaînement, notre société du spectacle a réduit l'orgie à sa dimension sexuelle – plus facile à marchandiser, à montrer. C'était au début du XXe siècle : la partouze, simple partie de cartes, devient une partie fine à plusieurs. Bacchus y rôde-t-il encore ? En tout cas, la mauvaise qualité des boissons y est légendaire.

Les origines de ce très répandu fantasme remontent aux célébrations de ce bon vieux Bacchus.

1 Christian C. Joyal, Amélie Cossette et Vanessa Lapierre, « What Exactly Is an Unusual Sexual Fantasy ? », *The Journal of Sexual Medicine*, vol. 12, n° 2, février 2015, p. 328-340 (www.researchgate.net/publication/267627883_What_Exactly_Is_an_Unusual_Sexual_Fantasy).

Pédés et gouines

Remettons les points sur les i : le mot « pédé » vient d'une version raccourcie de pédéraste (en Grèce antique, la pédérastie désignait la relation pédagogique, parfois sexuelle, liant un homme et un garçon), et non d'une abréviation du mot pédophile (les pédophiles ne sont pas tous homosexuels et, soit dit en passant, la majorité des agresseurs d'enfants ne sont pas pédophiles). C'est au XIXe siècle seulement que le pédéraste commence à désigner un homosexuel, avant d'être abrégé en pédé, voire en pédale, au XXe siècle.

Pour les gouines, c'est encore plus compliqué puisqu'on s'y perd entre une tripotée d'étymologies différentes. Pour résumer très sommairement, nous avons l'anglais *queen* (peu probable, mais charmant), le latin *ganae* (bordel, lieu de débauche), la *gougne* et ses innombrables dérivés régionaux (truie), le normand *gouain* (bâtard) et le breton *gouhin* (vagin). Bon courage pour s'y retrouver !

S'ils gardent une connotation généralement offensante, les mots « pédé » et « gouine » connaissent depuis quelques décennies une réappropriation : on parle de « retournement du stigmate » quand des communautés font d'une insulte une arme politique. En anglais, le mot *nigger*, lié à l'esclavage, est ainsi revendiqué par certains Afro-Américains. En français, le mot « salope » a également été récupéré par les féministes depuis le Manifeste des 343 (défendant l'avortement, en 1971).

Le caractère outrageant d'un mot est toujours lié à un contexte, et aux opinions de qui l'emploie : nous avons toutes et tous entendu quelqu'un dire « merci » d'une manière cassante et passive-agressive. Et nous entendons de plus en plus souvent parler de fierté pédé et de fierté goudou. D'où une observation pleine de promesses : en sexe, on court toujours un peu après la langue.

S'ils gardent une connotation généralement offensante, les mots « pédé » et « gouine » connaissent depuis quelques décennies une réappropriation.

Phallomancie

Peut-on lire l'avenir dans les pénis, comme on a voulu le lire dans le vol des oiseaux, les entrailles des animaux ou les lignes de la main ? En Inde et au Tibet, oui. On appelle cet art la phallomancie : en observant les proportions et la symétrie du membre viril et des bourses, les initiés seraient capables de prédire votre bonne ou mauvaise fortune.

Si la chose paraît farfelue, ou du moins folklorique, cette forme de divination ne s'inscrit pas moins dans une longue tradition, bien vivace en Occident, voulant que les formes qui nous entourent révèlent des réalités plus profondes : phrénologie (étude des bosses du crâne), physiognomonie (présupposé voulant que l'apparence et le caractère d'une personne soient liés) et même morphopsychologie (jamais prouvée scientifiquement).

Trop loin de nous ? Pas tant que ça. La pop culture célèbre actuellement un renouveau féministe des sorcières : nous ne sommes donc pas à l'abri d'une phallomancie *made in France*, de même qu'en anglais on a dû inventer le mot *dickination* (*dick* + *divination*, *dick* signifiant « pénis »). Après tout, n'entendons-nous pas régulièrement dire que les hommes pensent avec leur pénis ? Dans un monde où tout devrait faire sens, comment tolérer l'arbitraire de la loterie anatomique ? Si le visage traduit nos habitudes, nos vices et nos vertus, pourquoi pas nos sexes ?

Bien sûr, les hommes pourraient s'en offenser. N'oublions pourtant pas que la « vulvomancie » hante notre imaginaire, et qu'elle traverse nos plaisanteries pas si innocentes sur les vulves endommagées ou ramollies par « trop » d'activité sexuelle. Bien sûr que les femmes sont jugées sur la forme – mais surtout sur l'élasticité – de leur sexe ! Deux poids, deux mesures ? Notre boule de cristal estime que ça ne saurait durer. Et on a dit boule *de cristal*.

Si le visage traduit nos habitudes, nos vices et nos vertus, pourquoi pas nos sexes ?

Pimenter

Personne ne vend de sexe aux saveurs d'ail, de ciboulette, encore moins de verveine-camomille...

La sexualité est-elle un plat fadasse ? Il faut croire que oui, tant les médias tiennent à nous vendre des ébats sauce piquante – *caliente !* Contrairement à vos épices de cuisine dont les variantes se comptent par douzaines, l'épice sexuelle déboule en format unique : le piment de Cayenne (30 000 à 50 000 sur l'échelle de Scoville, dix fois plus corsé que celui d'Espelette). Sous-entendu, pour que ce soit sexy, il faut que ça chauffe, et éventuellement que ça fasse un peu mal. Personne ne vend de sexe aux saveurs d'ail, de ciboulette, encore moins de verveine-camomille... Deux exceptions : la vanille (qui désigne la sexualité ennuyeuse) et le gingembre, aphrodisiaque revendiqué, parfois utilisé pour des jeux sexuels franchement pas banals (le *figging*).

Épicer sa vie sexuelle reviendrait donc à la pimenter. La faute à un imaginaire piochant à tous les râteliers de l'érotisme : danger, chaleur, exotisme – *sea, sex, sun & Tabasco !* Ne parle-t-on pas d'échauffer les sens ou de les embraser ? Les littéraires apprécieront la métaphore de bouche, qui permet d'enfiler les sous-entendus tout en restant de bon goût, tandis que la psychologie évolutionnaire considère la couleur rouge comme intrinsèquement sexuelle, évoquant le sang et les organes gonflés de désir. Une association pas dénuée de bon sens, puisque les piments chargés provoquent la salivation et stimulent les muqueuses (mentionnons tout de même leur effet laxatif, un accident est vite arrivé). Les plus audacieux réserveront cependant leur pot de harissa à leurs tajines poulet-pruneaux plutôt qu'à leurs parties intimes : on n'est pas à l'abri des brûlures. Ce qui n'a pas empêché une vétérinaire danoise de déposer en 1998 un brevet de crème génitale au piment. Bizarrement, on ne la trouve pas en pharmacie...

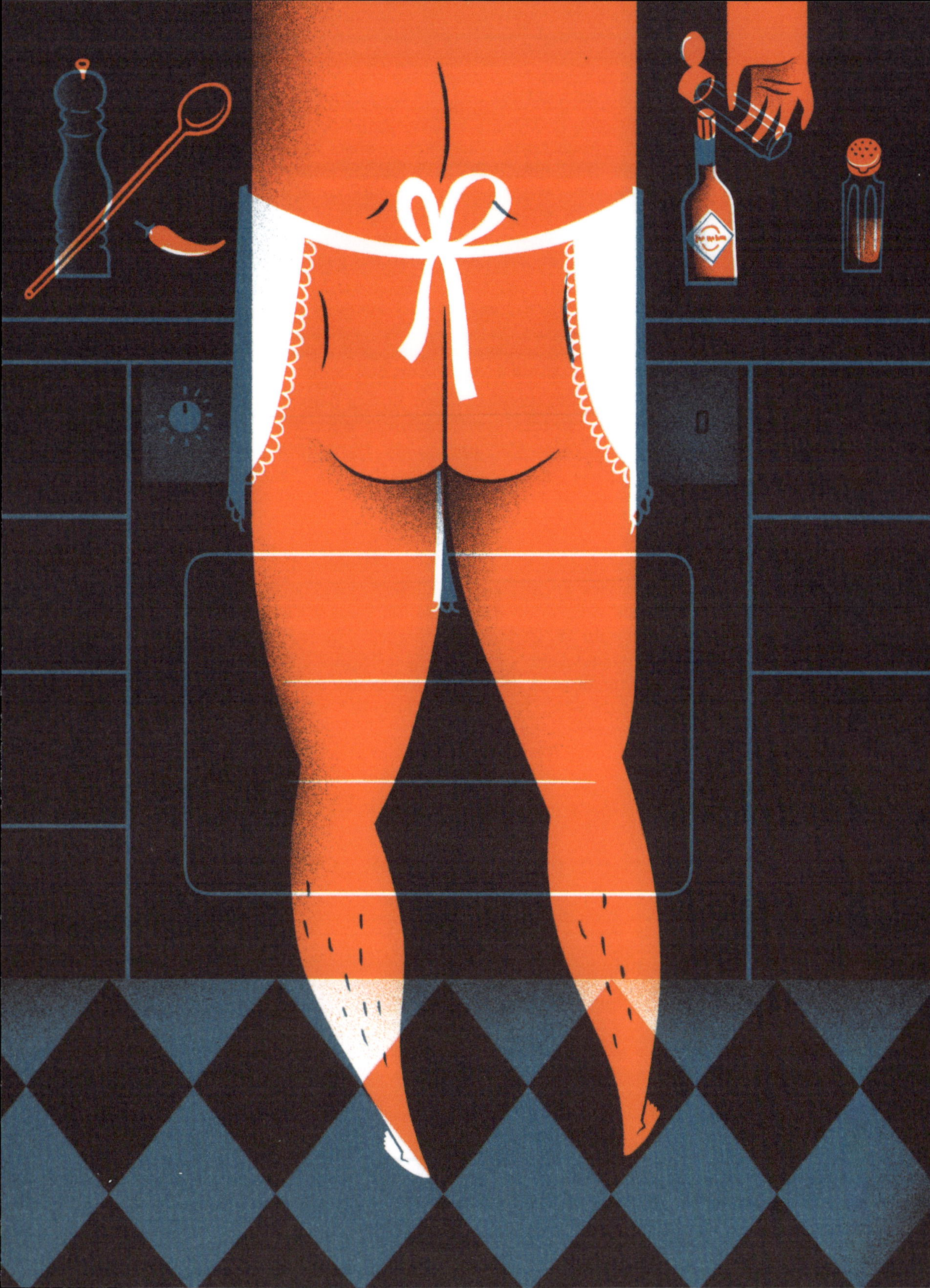

Pince à téton

La pince s'utilise pour le plaisir et pour la douleur, pour les hommes et pour les femmes.

Bien connue mais mal comprise, croisant les imaginaires de la perversion outrancière et de la potacherie adolescente, la pince à téton fait partie des objets les plus ambigus de nos tiroirs à sextoys. Un exemple tout simple : contrairement à ce que son nom suggère, l'instrument ne s'applique pas qu'aux tétons (vous pouvez l'utiliser sur le scrotum et les lèvres de la vulve), et, pour compliquer les choses, il sert moins à pincer qu'à dépincer les tétons. C'est en effet au moment où l'afflux sanguin revient que ses effets les plus spectaculaires se font sentir (les adeptes recommandent de ne pas rester sous pression trop longtemps). La pince s'utilise pour le plaisir et pour la douleur, pour les hommes et pour les femmes. Une fluidité des usages qui trouve son origine dans la fluidité de l'organe concerné : un téton unisexe mais surinvesti sexuellement, rigolo et politique, susceptible selon les personnes d'agacer, d'exciter ou d'indifférer.

Vous visualisez une pince à linge ? Pourquoi pas, mais l'option domestique n'est pas nécessairement la plus douce (ni la plus hygiénique, le bois étant susceptible d'absorber les fluides). Certains modèles « pro » permettent de régler la pression : un design menaçant peut parfaitement cacher des sensations confortables. Dans le champ des possibles, vous trouverez des pinces en métal, en caoutchouc, avec ou sans poids, avec ou sans chaînes, pour titiller ou immobiliser, parfois vibrantes, parfois prodiguant des chocs électriques. Dans sa version la plus extrême, le titillement devient torture des tétons… mais pas de panique ! Aucune pince à téton n'apparaît dans la liste des cent sextoys les plus vendus sur Amazon : on reste sur un loisir de niche. Ou de nichon.

Placard

Dans le monde de la sexualité, le placard évoque évidemment celui des homosexuels – dans lequel ils ont trop longtemps été contraints de se planquer : un espace privé, invisible aux autres… mais sacrément étroit. Et pour cause : qu'on parle de l'argot des prisons ou de l'argot professionnel, se faire « placardiser » renvoie à la marge. Pire encore, l'expression « être au placard » trouverait son origine dans une autre expression, québécoise celle-là : « avoir un squelette dans le placard », autrement dit cacher un terrible secret. L'emploi d'un vocabulaire mortuaire pour désigner sa sexualité en dit long sur l'intériorisation d'une homophobie qui, encore aujourd'hui, tue. Un Français sur dix estime que certaines violences perpétrées contre les homosexuels sont compréhensibles[1]. Quelque 8 % pensent que cette orientation est une maladie (c'était 42 % en 1975). Dans ces conditions, il est beaucoup trop tôt pour placardiser les placards !

Mais ce qui est le plus étrange, c'est qu'étymologiquement, la langue française naviguait à deux doigts de la Gay Pride : le placard, c'est l'affiche qu'on « placarde » sur les murs, donc un avis public. Il a fallu attendre le XVIIIe siècle pour que le placard devienne une pièce de menuiserie servant à dissimuler ses secrets, ou du moins, ses petites culottes. Faut-il être pessimiste ? Jamais. Par le jeu des glissements de langues, rien n'empêche d'imaginer un avenir où le placard reprendrait son sens premier : portes grandes ouvertes, pour nos *coming out*.

L'emploi d'un vocabulaire mortuaire pour désigner sa sexualité en dit long sur l'intériorisation d'une homophobie qui, encore aujourd'hui, tue.

1 Ifop, « Observatoire des LGBTphobies ; État des lieux 2019 », rapport d'étude pour la Fondation Jasmin Roy Sophie Desmarais, 13 mai 2019 (www.ifop.com/wp-content/uploads/2019/05/116079_Ifop_FJR_Observatoire_2019.05.16.pdf).

Point G

Si le seul clitoris règne sur le plaisir féminin, les femmes sont-elles des hommes comme les autres – dotées d'un organe érectile tout-puissant ?

Sale temps pour l'anatomie féminine : non seulement l'un de ses secteurs les plus érogènes porte depuis 1981 le nom d'un homme (G pour Ernst Gräfenberg, un gynécologue allemand ayant travaillé sur le potentiel orgasmique des femmes), mais on n'est même pas d'accord sur sa qualification générale. Le fameux point G, situé sur la paroi antérieure du vagin, est-il un point ou une zone ? Constitue-t-il une donnée anatomique irréfutable, ou reflète-t-il « seulement » la structure interne du clitoris ? Est-il semblable au point P masculin, auquel cas le découplement des orgasmes pénis/prostate, clitoris/point G, laisserait-il présager l'existence symétrique de jouissances extérieures/intérieures ?

Eh bien, aujourd'hui encore, nous ne disposons toujours pas de consensus scientifique. Pour la réalisatrice Ovidie, réduire le point G au revers du clitoris constitue un déni du vécu de nombreuses femmes[1]. Mais pour la gynécologue Odile Buisson, sans clitoris, pas de point G.

Est-ce important ? Pour un lieu supposément magique, qualifié au fil du temps de détonateur orgasmique ou de clé de l'éjaculation féminine, oui. Car la question a toujours été politique : une source orgasmique est-elle plus légitime qu'une autre ? Si le seul clitoris règne sur le plaisir féminin, les femmes sont-elles des hommes comme les autres – dotées d'un organe érectile tout-puissant ? En attendant que la science tranche (la question, pas l'organe), nous pouvons savourer cette délicieuse incertitude : le plaisir féminin, échappant à la cartographie, est donc potentiellement infini.

1 Voir Ovidie, *Osez... découvrir le point G*, La Musardine, 2006.

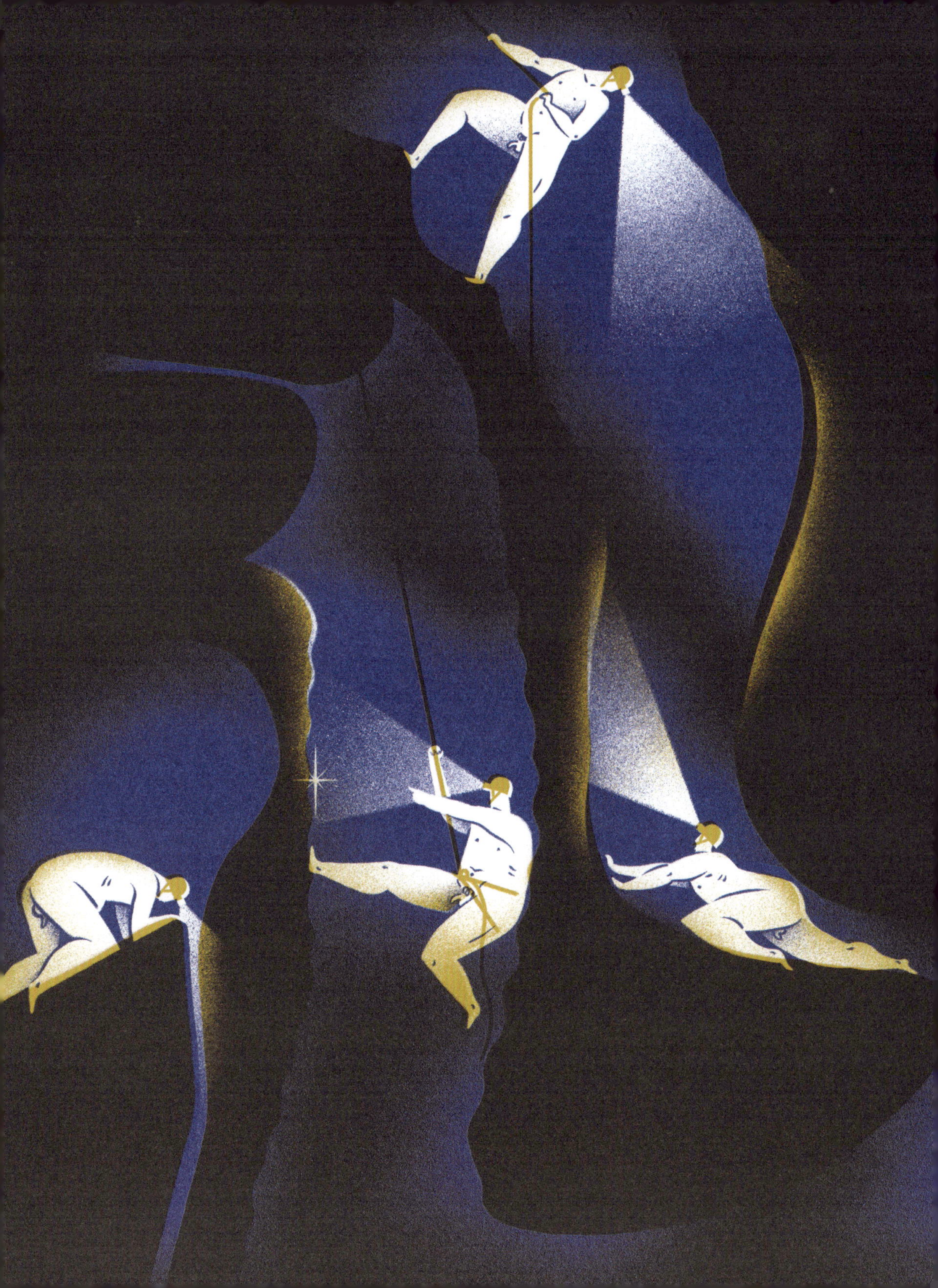

Porn

Depuis ses timides débuts, notre terme s'est reproduit comme un lapin (l'animal, pas le sextoy).

Porn, abréviation de pornographie en anglais : jusque-là, tout le monde suit. Mais *porn* est également un mot populaire qui saute sur la moindre opportunité pour se coller au derrière d'autres mots. Le *food porn* en constitue l'exemple le plus fameux, regroupant des millions de photos de nourriture dégoulinante. Par esprit de contradiction, le *food porn* range sous une même bannière deux attentes inconciliables : à notre gauche, le pur diététique ; à notre droite, l'aller simple pour l'obésité en passant par la case infarctus. Éros et Thanatos, douceur et danger, tension entre sublimation des désirs et trivialité la plus crasse… exactement comme dans le X (qu'on devrait logiquement rebaptiser *porn porn*).

Depuis ses timides débuts, notre terme s'est reproduit comme un lapin (l'animal, pas le sextoy) : *cabin porn*, *cat porn*, *coffee porn*, *jazz porn* (pour les amoureux de cabanes, de chats, etc.). Les raisons de ce succès tiennent à notre système de valeurs. Tout est gratuit sur Internet ? Comme le rappelle la formule culte, c'est donc que nous sommes le produit. Ce que démontre l'étymologie grecque de notre pornification de masse : le *pornos* et la *pornê* sont des prostitués. Quand vous exhibez fièrement votre intégrale de « La Pléiade » (cas flagrant de *book porn*), vous troquez votre snobisme contre de l'admiration. Soit du temps de cerveau disponible, devise contemporaine à forte valeur ajoutée.

En français littéraire, prostituer signifie aussi dégrader. Quand nous valorisons notre image, vendons-nous également notre âme ? De la photo macro au maquereau de la prostitution, il n'y aurait qu'un clic.

Power bottom

Esprit de contradiction oblige, nos sexualités désordonnées n'aiment rien tant que les catégories bien rangées : il y aurait des hommes et des femmes, qui seraient en charge et décharges, donneurs et réceptacles, actifs et passives. Et quand cette très binaire carte du Tendre se heurte au réel, dans le cas de viols d'hommes par des femmes, ou dans des rapports homosexuels, ou quand monsieur aime se soumettre… certains protestent contre le réel (bon courage), quand d'autres réécrivent la carte. Par exemple en inventant le concept de *power bottom*, littéralement le pouvoir du dessous (et non les dessous du pouvoir).

Issu du monde gay, le *power bottom* est un homme qui aime recevoir la pénétration tout en étant sexuellement énergique, en contrôle, voire dominant. Il est demandeur, n'a pas besoin de préliminaires à rallonge, n'a pas peur que la pénétration soit brutale ou qu'elle dure 4 heures.

Cette figure de l'homme potentiellement insatiable trouve un écho dans la fascination hétérosexuelle pour les gang-bangs, quand une hardeuse épuise des dizaines, voire des centaines d'hommes. Le *power bottom* rappelle que l'érection est transitoire, alors qu'une personne compétente peut incorporer pendant des heures. Quand les hommes se vantent de « tenir » plus longtemps que tel ou tel rival, ils oublient que n'importe quelle femme hétérosexuelle « tient » plus longtemps qu'eux. Ce qui n'a d'ailleurs aucune pertinence, dans la mesure où la plupart des rapports sexuels relèvent d'une collaboration entre deux partenaires actifs.

Avec le *power bottom*, nos sexes sont non seulement sens dessus dessous, mais sans dessus ni dessous. La morale est parfaite : pour que notre carte du Tendre nous ressemble, il suffisait de la remettre à plat.

Quand les hommes se vantent de « tenir » plus longtemps que tel ou tel rival, ils oublient que n'importe quelle femme hétérosexuelle « tient » plus longtemps qu'eux.

Première fois

Dans un royaume purement statistique, les jeunes bénéficieraient donc d'au moins une année pour découvrir leur corps sans influence classée X.

À quoi ressemblerait une initiation idéale aux plaisirs de la chair ? Probablement à une application concrète de notre législation. En France, la majorité sexuelle est à 15 ans, le premier rapport a lieu en moyenne à 17 ans, tandis que la pornographie est interdite aux moins de 18 ans : dans un royaume purement statistique, les jeunes bénéficieraient donc d'au moins une année pour découvrir leur corps sans influence classée X. Pas de pression sur les performances, pas d'encouragements vers des pratiques extrêmes et autres épilations intégrales ! Grâce à une solide information (prévention des IST et des grossesses, connaissances anatomiques, conversations sex-positives), les jeunes profiteraient de premiers émois émouvants mais pas naïfs.

Trêve de sensiblerie : dans les faits, l'âge du premier visionnage pornographique est de 14 ans[1], 20 % des enfants ont « rencontré » des contenus *hard* entre 11 et 12 ans, et 11 % avant 11 ans[2]. Les représentations sont donc largement en avance sur l'expérience réelle. Même si les adolescents savent pertinemment que la réalité offre rarement le secours d'une belle-mère lubrique pour perdre son pucelage, l'absence de contre-pouvoirs reste problématique. Les jeunes sont d'ailleurs les premiers à admettre la réalité de l'influence du porno (et pas en bien, puisqu'un tiers des garçons et deux tiers des filles se disent choqués).

Résumé des courses : nous possédons un système parfait sur le papier, que nous refusons d'appliquer dans les faits. Face à cette intéressante passivité collective, on osera la théorie du complot : en laissant le porno contaminer les smartphones, les parents hyper investis du nouveau millénaire tentent manifestement… de dégoûter les enfants du sexe.

1 Ifop, « Les adolescents et le porno : vers une "Génération YouPorn" ? », étude pour l'Observatoire de la parentalité et de l'éducation numérique, 15 mars 2017 (www.ifop.com/wp-content/uploads/2018/03/3698-1-study_file.pdf).

2 Voir « Un tiers des 18-30 ans a déjà été exposé à du porno à l'âge de 12 ans », 20minutes.fr, 10 avril 2017 (www.20minutes.fr/societe/2249255-20180410-exclusif-tiers-18-30-ans-deja-expose-porno-age-12-ans).

Pulsateur

Quand on n'est pas un client régulier de son sex-shop de quartier, on peut avoir l'impression que depuis l'invention du godemiché (il y a trente mille ans), du vibromasseur (il y a cent quarante et un ans) ou du célèbre Rabbit (il y a trente-cinq ans), rien ne s'est passé. Nous fêtons cependant les cinq ans d'une technologie toute neuve : le pulsateur clitoridien. Commercialisé sous le nom de Womanizer, il s'en est vendu 3 millions d'unités dans 60 pays – sans compter les innombrables copies qu'on peut trouver chez d'autres marques.

Comment ça marche ? Au lieu de faire vibrer de la matière comme votre baguette magique habituelle, les pulsateurs font vibrer de l'air, promettant aux utilisatrices une jouissance sans contact (tout un programme). Concrètement, on dirait un rasoir électrique surmonté d'un petit embout concave. Le clitoris s'y niche, les ondes font leur boulot de succion et pulsion, et hop !, que la lumière soit.

Est-ce que ça marche ? Oui (3 millions de clientes ne peuvent pas avoir tort). Les pulsateurs sont d'autant plus intéressants qu'ils touchent un point sensible dans le monde du sextoy (enfin, un autre point sensible que le clitoris) : la peur que les vibrations « dures » ne fassent perdre de la sensibilité. La même peur avait frappé les godemichés internes en 2012, donnant lieu à l'invention du *dead vagina syndrome* (« syndrome du vagin mort »). C'est que le plaisir féminin ne se débarrasse jamais complètement des hantises d'un passé puritain : la masturbation serait un risque pour soi-même, et pour ses relations. Face à cette sourde menace, la promesse « sans contact » du pulsateur a tout pour plaire. Risque zéro. On se touche, sans y toucher. Pratique.

Le clitoris s'y niche, les ondes font leur boulot de succion et pulsion, et hop!, que la lumière soit.

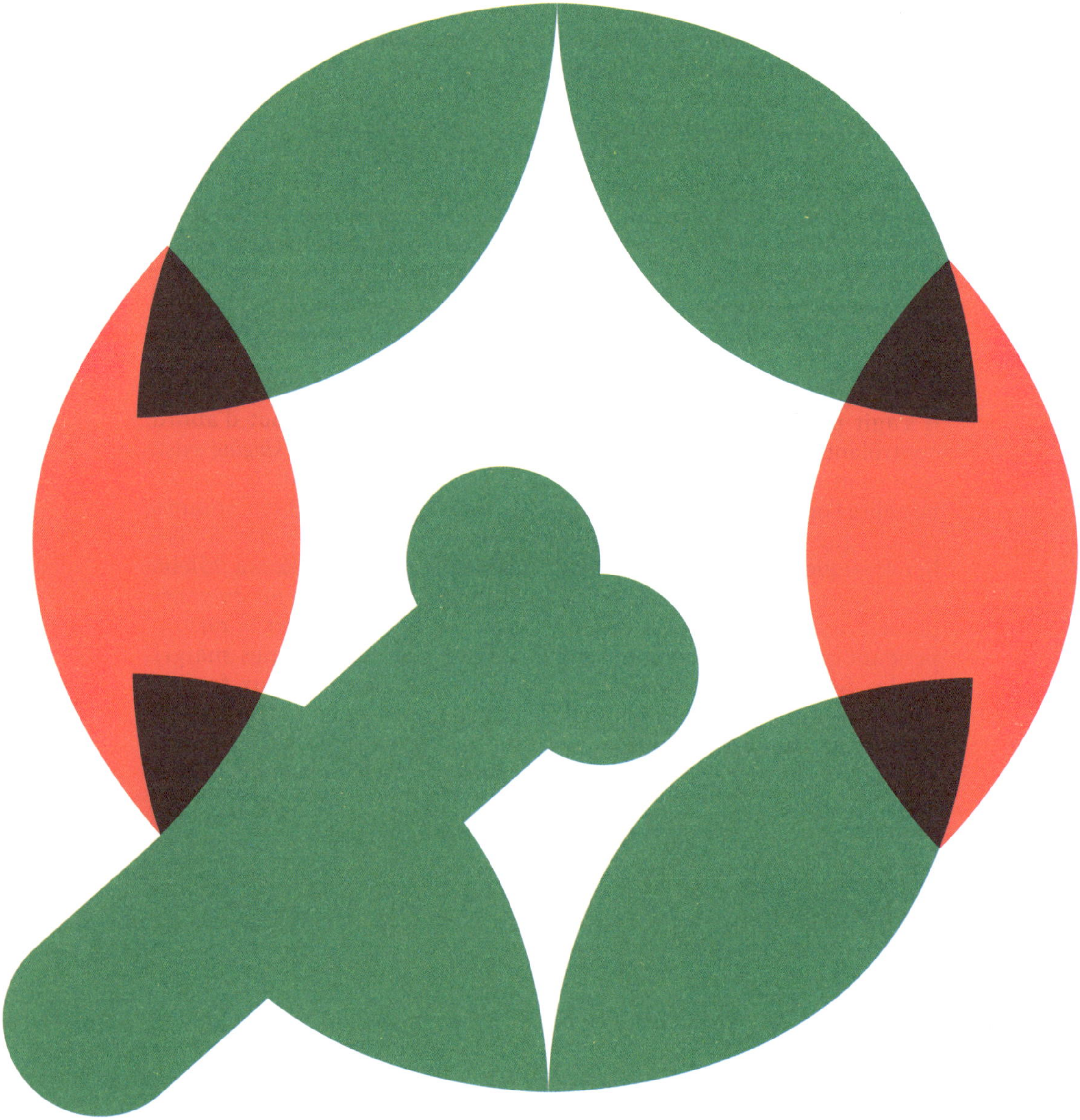

Queening chair

Au royaume des humiliations érotiques, le *queening*, aussi appelé *face-sitting*, tient une place de choix. Cette pratique consiste à s'asseoir sur le visage de son partenaire, pour forcer des rapports oro-génitaux et provoquer une sensation de confinement. L'écrasé/e se situe aux premières loges des textures, saveurs et odeurs intimes – au cœur du tabou, en somme.

Comme s'en douteront les grands sportifs, s'asseoir sur quelqu'un sans lui fracturer le nez demande de solides muscles dans les cuisses : il s'agit plutôt de s'accroupir en contrôlant son équilibre. Si l'aventure se prolonge, l'inconfort peut interdire l'orgasme. C'est pour cette raison que les experts en mobilier érotique ont conçu la *queening chair*, c'est-à-dire un trône troué permettant à la *queen* de se relaxer pendant que les honneurs lui sont rendus. Selon les spécificités de son fantasme, on peut préférer la *smotherbox*, un caisson à étouffement ouvert sur le dessus, ou ce que les Allemands appellent *Toilettenbox*, soit une *smotherbox* surmontée d'une lunette de toilettes (vous suivez ?).

Évidemment, cet accès à des plaisirs royaux affiche des prix pas franchement démocratiques : un modèle bien fichu (combinant bois, cuir et métal) tourne autour des 400 euros. Les bricoleurs préféreront se mettre au boulot, en attendant qu'Ikea en propose une version rose dans son fameux catalogue (modèle Kwin Chär).

Reste une question : pourquoi *queen* au féminin ? Tout d'abord, rassurons les mâles, le *kinging* existe aussi. Mais, avant tout, le *queening* constitue un fantasme d'hommes soumis. Les œuvres de l'artiste japonais Namio Harukawa, célèbre et infatigable promoteur du genre, nous en font entrevoir la raison : assises sur des hommes maigrichons, ses héroïnes aux fessiers pantagruélesques rayonnent de puissance, de sérénité… et parfois de malice. Tout en majesté.

Comme s'en douteront les grands sportifs, s'asseoir sur quelqu'un sans lui fracturer le nez demande de solides muscles dans les cuisses.

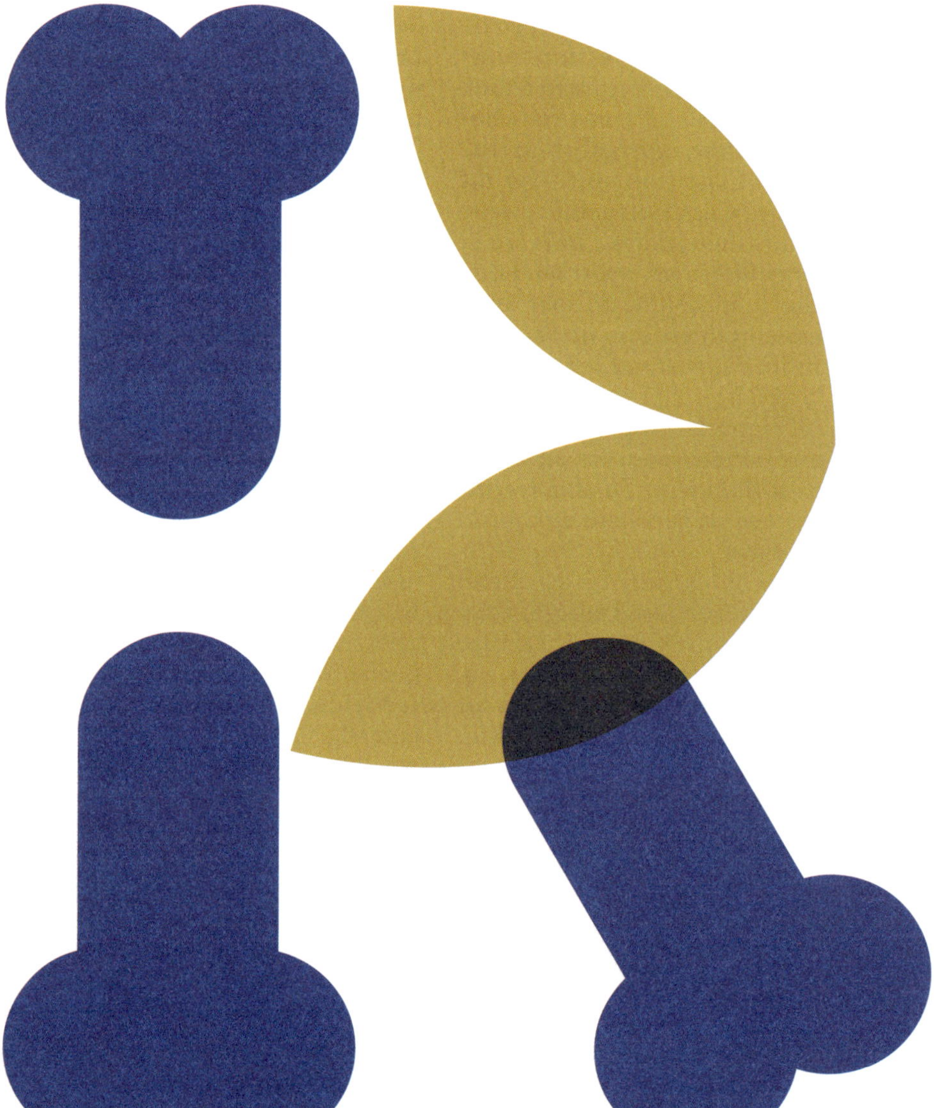

Raie (des fesses)

Le sillon qui dépasse du pantalon ? Dégoûtant ! Proximité obscène avec les fonctions d'excrétion du corps, *fashion* faux pas consommé… et puis franchement, ce laisser-aller, c'est un truc de prolo. Classisme, vous avez dit classisme ? Certainement. Et jusque dans nos métaphores, puisque la raie des fesses est aussi qualifiée de raie du maçon ou de sourire du plombier. On est loin de l'austère sillon interfessier, ou interglutéal, de la science. Cet imaginaire du travail manuel n'est pas propre à un mépris français pour les ouvriers : on parle de la fente du plombier en anglais, et du décolleté du maçon en allemand.

Puisqu'on est dans le décolleté, rappelons que les Anglo-Saxons parlent aussi de *buttock cleavage* (« décolleté du postérieur »). On nous avait bien dit, depuis les succès de Jennifer Lopez et de Kim Kardashian, que les fesses étaient devenues les « nouveaux » seins ! Logique qu'elles soient mises en valeur, depuis le début du millénaire, par la mode des pantalons taille basse. C'est vrai pour les femmes, mais aussi pour les hommes ayant cédé aux sirènes du pantalon *saggy*, lequel tombe parfois sous les fesses. D'ailleurs, pour décrire la ligne dessinée sous des fesses, les Anglais ont inventé l'*underbutt*. Vous suivez ? L'*underbutt* est le sourire inversé du plombier.

Alors, la raie, on l'abandonne ? Certainement pas, car du monde ouvrier à celui des pêcheurs, tout est joint : ainsi, quand la ficelle d'un string dépasse, le sourire du plombier devient une queue de baleine (parce que la fente dessine un petit Y). Irrésistiblement, cette queue-là nous appelle vers les profondeurs. Celles du langage, bien entendu.

La raie des fesses est aussi qualifiée de raie du maçon ou de sourire du plombier.

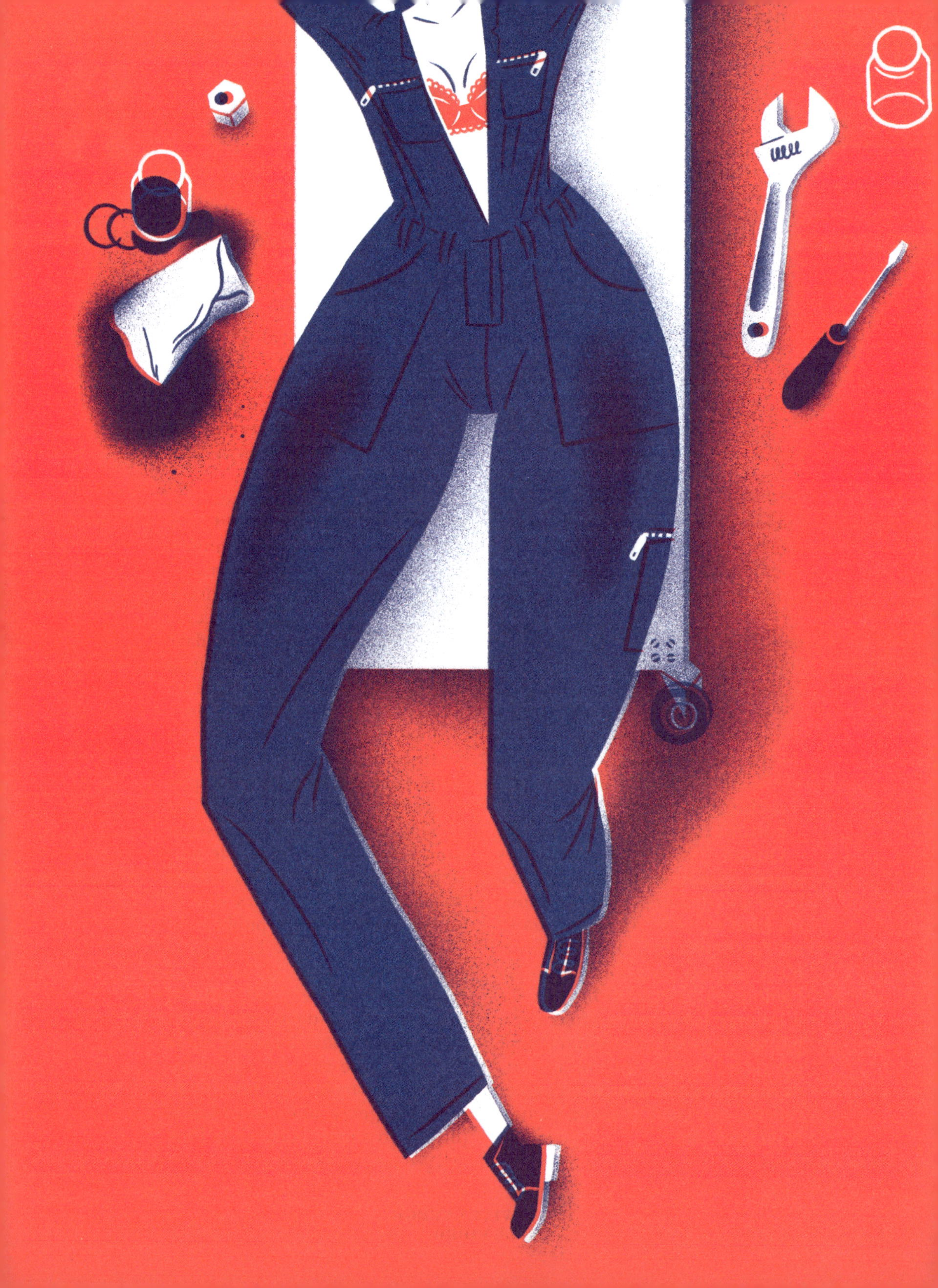

Rose

Téléphone rose, littérature à l'eau de rose : et si la vraie couleur du sexe oscillait entre celle des cochons, des fuchsias et de la poudre ? L'association chromatique paraît imparable : historiquement, dans une Europe blanche, le rose a longtemps été la couleur de la nudité. Et encore aujourd'hui, la teinte – pétante ou pastel – domine les recherches liées à l'univers de la sexualité : sextoys, sex-shops, guides de séduction…

Au premier regard, l'explication est toute trouvée : le rose serait la couleur préférée des femmes, les femmes sont « le sexe », donc le sexe est rose. Pesé, emballé, adjugé. Évidemment, c'est plus compliqué que ça : le rose est une couleur de petites filles. Parfois tout juste venues au monde (le rose bébé). Parfois sexualisées (le rose Barbie). Ce soupçon d'immaturité devrait disqualifier le rose comme étendard du sexe, et pourtant !

À chaque étape du commerce du sexe

Quand il s'agit de vendre des jouets sexuels, le rose décomplexe (« ce n'est qu'une vaginette, tout ira bien ») – notamment quand on l'associe à la romance (« ceci n'est pas un plug anal, c'est de l'amour »). À condition bien sûr d'ignorer les signaux contraires, puisque le rose est simultanément considéré comme mièvre, moche, de mauvais goût, associé au papier toilette, aux vieux chewing-gums… N'en jetez plus.

En 2015, l'institut de sondage Yougov révélait ainsi que si le rose est mal aimé, il l'est de manière fortement genrée : 26 % des hommes le placent en queue de classement, contre 12 % des femmes. À l'inverse, 10 % des femmes mettent le rose en tête de leurs préférences (couleur préférée, vous pensiez ?), contre… 0 % des hommes. Pour rappel, les humains, dans leur ensemble, préfèrent uniformément le bleu – préférence encore plus marquée chez les mâles.

Revenons donc à nos sextoys. En mai 2018, la journaliste Claire Lampen signait sur le site américain Gizmodo un article consacré à la manière dont les concepteurs de sextoys choisissent leurs couleurs : il apparaît que le rose émerge dans les années 1980, à la fois pour sa proximité avec certaines carnations et pour toucher un public féminin.

Mais c'est aussi une question commerciale : « presque uniformément, les porte-parole des marques de sextoys à qui j'ai pu parler ont déclaré que le violet et le rose, et dans une moindre mesure le noir et le bleu, dominent les ventes nord-américaines, alors que le rouge est boudé par le public, sauf quand il tend vers le brun ou le framboise ».

Plus le rose se vend, plus il imbibe la chaîne de production. Et plus on le retrouve à chaque étape du commerce du sexe : le clitoris décrit comme un « bouton de rose », le genre *pink film* au Japon (du porno à petit budget), la Pink

Quand il s'agit de vendre des jouets sexuels, le rose décomplexe.

On parle de « taxe rose » quand un même produit est vendu plus cher quand il est destiné aux femmes.

TV LGBT en France, la Pink TV pornographique aux États-Unis.

Alors, tout est dit ? Pas si vite. Tout d'abord, le rose devient une couleur « de femme » très tardivement : au départ, le rouge et ses déclinaisons appartiennent au monde guerrier des hommes, tandis que les femmes sont associées au bleu de la Vierge Marie (qui porte cette couleur depuis le XIIe siècle).

Pinkwashing

Cette symbolique commence à s'inverser à partir du XVIIIe siècle : en 1774, *Les Souffrances du Jeune Werther* de Goethe popularisent l'habit bleu chez les hommes, tandis que les romantiques font du bleu la couleur de la mélancolie, du rêve… et de l'amour (êtes-vous fleur bleue ?).

C'est à cette époque qu'il intègre le club des couleurs les plus populaires. En 1792, le bleu devient la couleur des soldats. Il se faufile alors dans une gamme considérée comme froide : le bleu de travail, le jean, l'uniforme.

Il faut attendre la seconde moitié du XIXe siècle pour donner des couleurs aux bébés selon leur genre, avec une accélération datant des années 1980. Cette différenciation des jouets et des vêtements n'est pas fondée sur les préférences des enfants mais sur une manœuvre commerciale : au lieu de faire passer les manteaux, vélos ou cartables au sein d'une même fratrie, les parents sont obligés de racheter des objets qu'ils ont déjà.

C'est également ce passage d'une symbolique adulte à une symbolique enfantine qui fait basculer le rouge vers le rose : s'il paraît approprié, jusqu'aux décennies 1960-1980, de « délaver » le duo rouge/bleu pour l'adapter aux plus jeunes, on prête ensuite à ces derniers une préférence pour les couleurs franches. De fait, le rose contemporain se décline aussi bien en fuchsia qu'en layette.

Cependant, on aurait tort de limiter cette conversation aux cours de récré : si le rose incarne le sexuel, c'est aussi pour des raisons politiques.

Sous l'Allemagne nazie, les homosexuels étaient identifiés par un triangle rose. C'est cette référence historique qui nous fait aujourd'hui parler de *pinkwashing* quand une marque emploie un vernis LGBT pour toucher cette clientèle (et dans une moindre mesure, quand une marque se met à coller des rubans roses sur tout et n'importe quoi, sous prétexte de lutter contre le cancer du sein).

Millennial pink

On parle de « taxe rose » quand un même produit est vendu plus cher quand il est destiné aux femmes, et de *purplewashing* quand le marketing utilise un imaginaire pseudo-féministe pour vendre, mettons, des tee-shirts « Girl Power » à 300 euros.

Pourquoi *purple* (violet) ? Parce que dès le début du XXe siècle, cette couleur devient celle des suffragettes – et qu'elle est encore arborée, aujourd'hui, par les féministes. Plus le rose se rapproche du violet, plus il devient dangereux : couleur de magie et de mystère, de sorcellerie et de vanité, d'ambiguïté et d'extravagance.

Il reste un dernier rose, qu'on aurait tort d'oublier : le *millennial pink* (ainsi qualifié car il recouvre une teinte hyperphotogénique). Rien à voir avec le sexe ? Pas si sûr. Les *millennials* sont plus féministes et moins attachés à l'hétérosexualité que leurs aînés de la génération X (ne parlons même pas des *boomers*). Plus on est jeune, plus on aime le rose : sur Instagram comme dans sa vie militante... et comme dans sa vie sexuelle.

Plus on est jeune, plus on aime le rose : sur Instagram comme dans sa vie militante... et comme dans sa vie sexuelle.

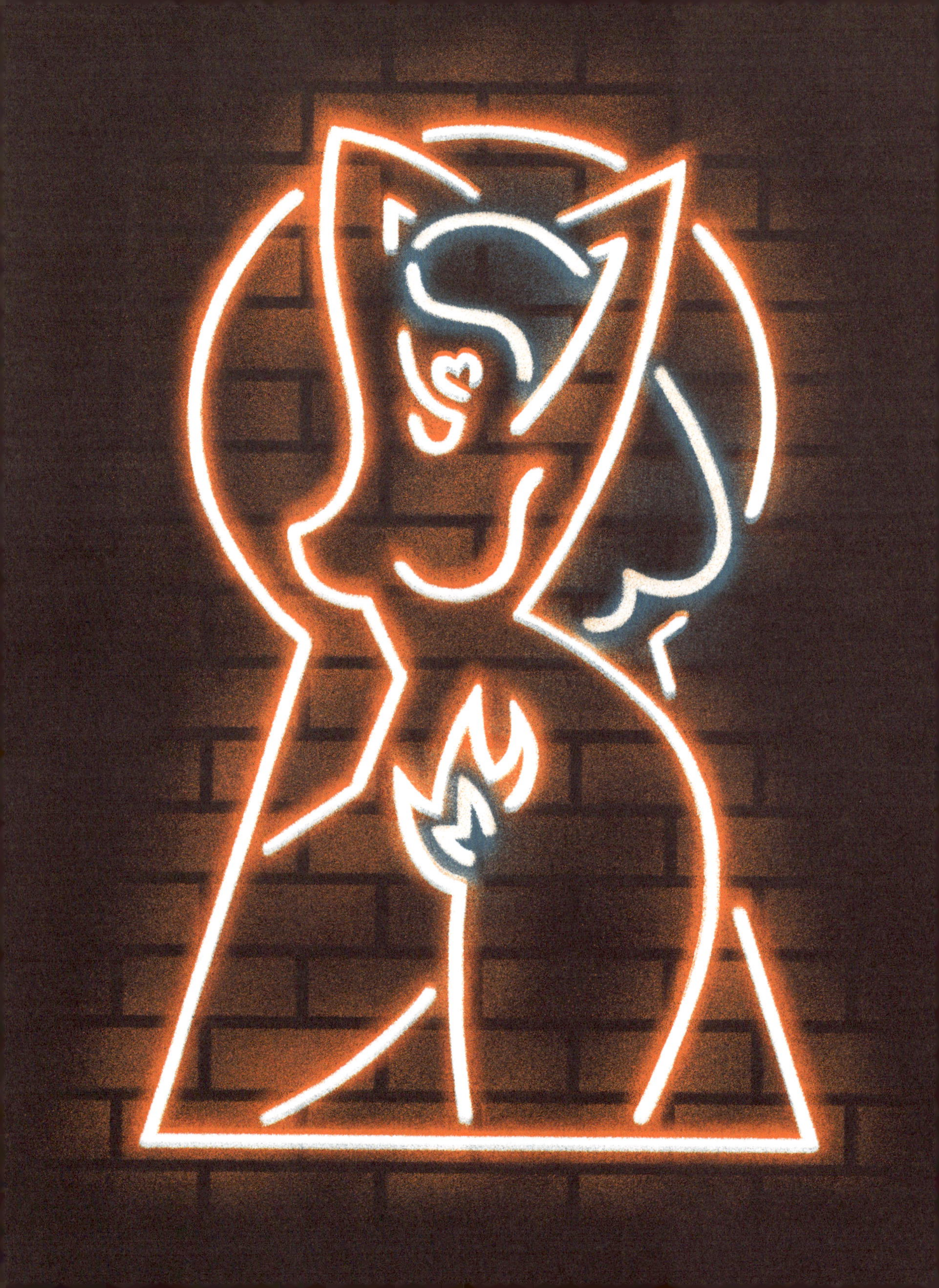

Rouge

Rubis, corail, cramoisi, écrevisse ou fraise… Le rouge nous entraîne au cœur (saignant !) des couleurs chaudes. Commençons justement par le sang, qui irrigue nos organes génitaux dans l'attente du rapport sexuel (et le reste du temps aussi, bien sûr). Le rouge signale une certaine disponibilité. Cet effet, modéré chez les humains, est beaucoup plus marqué chez certains primates : le taux d'œstrogènes grimpe chez les femelles fertiles, ce qui conduit à une dilatation des vaisseaux sanguins, notamment au niveau de la face, des mamelles et de la zone génitale.

À cause de ces rougissements érotiques, la psychologie évolutionnaire a longtemps cru à un « effet robe rouge » : chez les humains, une femme (ou même un homme) portant cette couleur aurait plus de chances d'être perçue comme séduisante. L'idée a son charme, mais elle est probablement fausse : l'expérience initiale n'a pas pu être reproduite. La couleur magique de la séduction n'existerait donc pas, même si encore aujourd'hui, les roses rouges, cœurs rouges et autres décorations rouges de la Saint-Valentin sont largement utilisés pour signaler l'amour et le désir.

Cette connexion entre le rouge et le sexe se retrouve ailleurs : le sang marque nos menstruations et nos accouchements, il nous monte aux joues quand nous avons honte, ou quand nous tombons amoureux. Cette couleur nous projette au royaume du charnel, de la viande, des entrailles. On ne sera pas surpris de constater que les sextoys sophistiqués sont rarement rouges en Occident (les symboliques des couleurs varient selon les régions du monde, au Japon c'est donc une autre histoire).

Brasier

Mais le rouge est également la couleur du feu, de la chaleur. C'est le brasier autour duquel les corps se rapprochent dans la nuit : celui, aussi, qui jette une lumière crue sur notre intimité. L'association rouge/feu/sexualité est millénaire : Cupidon tire des flèches ardentes et porte parfois une torche, tandis que dès le XIIe siècle, la langue française entérine la métaphore voulant qu'« enflammer quelqu'un » signifie « exciter ses sens » (sauf quand on colle effectivement les sorcières au bûcher).

Avec l'émergence du christianisme, nous nous rapprochons doucement des flammes de l'enfer[1]. En effet, quatre des sept péchés capitaux sont associés au rouge : l'orgueil, la colère, la luxure et la goinfrerie. Il n'en fallait pas moins pour associer (souvent mais pas toujours) le rouge à Satan lui-même. Les sex-shops n'hésitent pas à jouer sur cet imaginaire, en proposant des panoplies de démon ou en insérant des cornes démoniaques dans leurs logos. Commercialement, ce rouge sex-shop est également celui de la révolution – pas franchement marxiste en l'occurrence, mais

Cette couleur nous projette au royaume du charnel, de la viande, des entrailles.

En vertu de ce lien avec le diable, le rouge est transgressif, risqué, mais pas forcément fatal.

revendiquant sa proximité avec la révolution sexuelle. En vertu de ce lien avec le diable, le rouge est transgressif, risqué, mais pas forcément fatal : sur les panneaux routiers, sur les copies d'élèves, le rouge représente l'erreur et possiblement la sanction. Or en sexualité, le dérapage est érotisé, parfois jusqu'à la violence : le rouge des flagellations, des griffures, etc.

Luxure

Puisque la chair palpite, entrons maintenant dans les quartiers rouges – ceux de la luxure. L'historien Michel Pastoureau raconte que dans les villes d'Italie et d'Allemagne, à la fin du Moyen Âge, les prostituées doivent porter des vêtements qui les distinguent, et qui comportent le plus souvent une pièce rouge. Mais attention aux raccourcis symboliques, car c'est aussi une teinte riche, profonde et élégante : parce que la belle robe est rouge, la mariée porte volontiers cette couleur, jusque dans les années 1930 (sa virginité est implicite, inutile de l'afficher devant l'autel).

Continuons donc de faire grimper la température. Et pour cela, rajoutons une dose de rouge Tabasco : ne parle-t-on pas de pimenter sa vie sexuelle, pour mieux la rendre exotique ? Les piments rouges sont omniprésents dans le marketing sexuel, et pour de bonnes raisons : ils provoquent la salivation, stimulent les muqueuses... jusqu'à parfois les brûler. En 1998, une vétérinaire danoise a d'ailleurs déposé le brevet d'une crème génitale au piment (le succès commercial n'a pas été au rendez-vous.)

Chaud devant !

Maintenant que nos sens sont enflammés, attaquons-nous à la pertinence de notre division chaud/froid. Pourquoi le rouge est-il associé à la chaleur, alors même que les flammes bleues sont plus brûlantes ? Un feu est-il réellement rouge – plutôt que jaune, par exemple ?

C'est au début du XVIIIe siècle que cette opposition se construit : d'un côté les tons orangés comme le soleil couchant, de l'autre les nuances bleutées des fonds marins et de la glace. Cette symbolique n'est pas gravée dans le marbre, elle dépend des cultures et des époques. On pourrait d'ailleurs justifier une inversion totale des valeurs : les ciels bleus sont les plus chauds, les crépuscules rougeoyants coïncident avec la chute des températures pour la nuit.

Nos métaphores pourraient se retourner facilement. Cependant, d'ici à la prochaine révolution chromatique, nous évoluons dans un univers de codes si cohérent qu'il paraît presque impossible de s'en émanciper. Vous arrêterez-vous au feu vert ? Et surtout : avons-nous envie de bousculer les codes, quand ils nous sont favorables ?

C'est que nos histoires de symbolique ne relèvent pas de la simple curiosité. Elles portent des conséquences pratiques. C'est exactement ce que décrit Frank H. Mahnke, président de l'Association internationale des consultants et designers en couleur, qui note tout d'abord que les couleurs chaudes nous font percevoir les objets comme plus longs et plus larges, et sont perçues comme « saillantes » au contraire des couleurs froides « fuyantes »[2].

Il rappelle également une série d'expériences menées depuis les travaux du maître de la couleur, Johannes Itten[3] : les espaces peints dans des tonalités chaudes sont ressentis comme quatre degrés plus chauds que les mêmes espaces, peints dans des teintes froides. De quoi supprimer quelques réticences, au moment d'enlever ses vêtements !

Résumé des courses : charnel, dangereux, révolutionnaire, brûlant, épicé, le rouge coche toutes les cases de la sexualité contemporaine désirable. C'est la quinte flush symbolique. À cœur, bien sûr.

Charnel, dangereux, révolutionnaire, brûlant, épicé, le rouge coche toutes les cases de la sexualité contemporaine désirable.

1 À écouter sur ce sujet : « Des goûts et des couleurs avec Michel Pastoureau », franceculture.fr, décembre 2013 (www.franceculture.fr/emissions/hors-champs/des-gouts-et-des-couleurs-avec-michel-pastoureau).

2 Frank H. Mahnke, *Color, Environment, and Human Response*, John Wiley & Sons, 1996.

3 Voir Johannes Itten, *Art de la couleur* [1961], trad. fr. S. Girard, Dessain et Tolra, 1967.

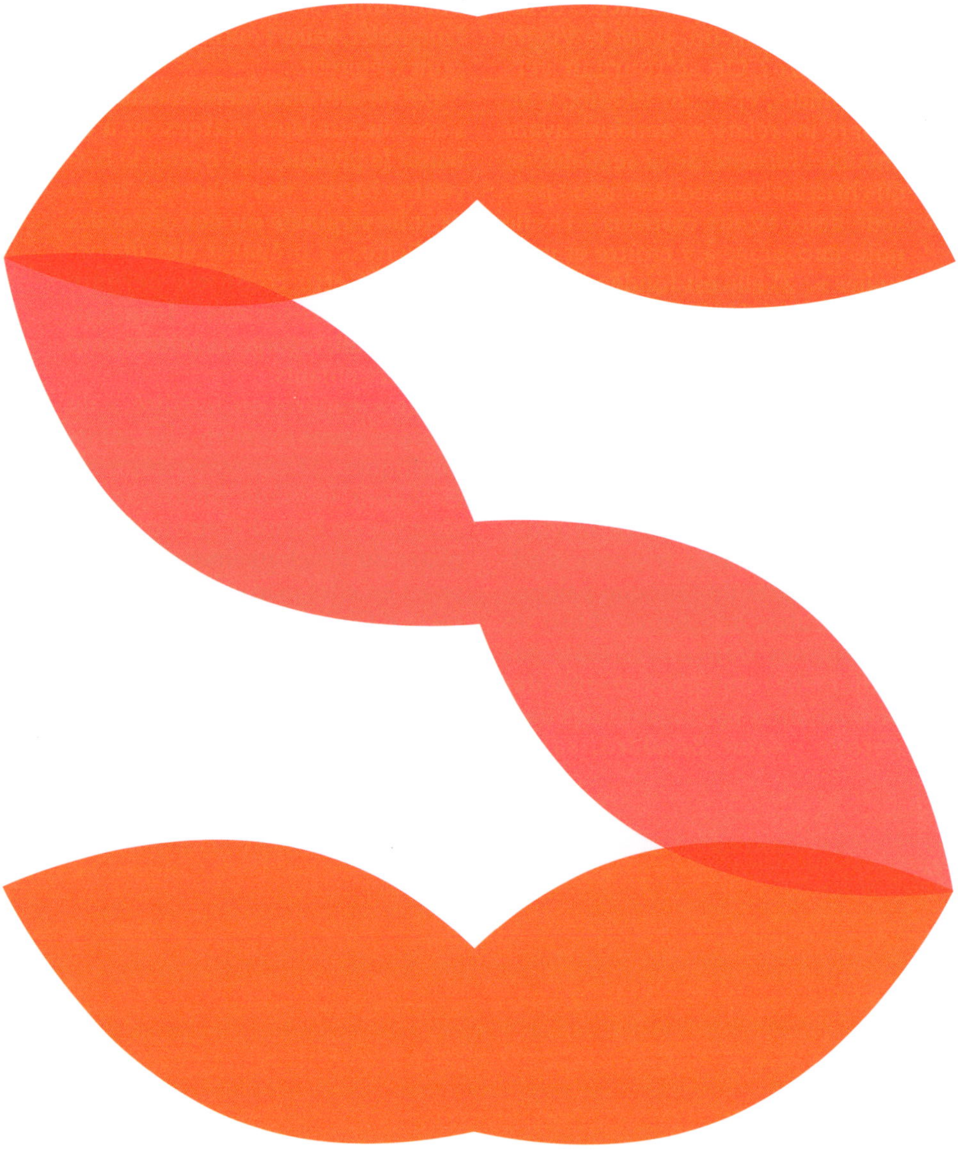

Saints phalliques

Infertilité, impuissance… comment faisait-on, avant le Viagra et l'*in vitro* ? On se tournait vers les primats, et l'… in vitraux. Car, malgré les relations tendues ayant émaillé l'histoire de la sexualité et du christianisme, cette religion possède deux atouts certains : 1) elle nous encourage à « croître et multiplier » ; 2) elle est fondée sur une filiation opérée, littéralement, par l'opération du Saint-Esprit. Autant dire qu'avec de telles ressources cultu(r)elles, aucune stérilité n'est désespérée.

Le Saint-Esprit n'étant pas toujours de permanence (pour des raisons logistiques), notre folklore lui a délégué une tripotée d'adjoints, hérités de l'époque païenne et des cultes priapiques. Ainsi les campagnes françaises (mais pas seulement) ont-elles connu des personnalités pas piquées des hannetons : saint Bandard, sainte Bandouille, saint Couillard, saint Guignolet, saint Foutin, saint Phal, saint Géniteur…

Les rituels pouvaient consister à s'asseoir sur leurs statues ou à en baiser le phallus, à se frotter le bas-ventre contre des piliers, à livrer sa robe virginale ou des offrandes explicites, à préparer des décoctions… Cette tradition perdure sous d'autres formes : Internet, aujourd'hui, regorge de prières pour avoir des enfants.

Ces « experts en fertilité » du passé portent un nom : les saints phalliques. Si ces sonorités vous évoquent le stade phallique, ce n'est pas un hasard. Cette troisième phase du développement infantile serait en effet marquée par le complexe d'Œdipe : du coup, quand les chrétiens se tournent vers Dieu le Père pour procréer, ils s'inscrivent dans une autre parole d'évangile – celle de Freud. Amen ?

Saint Bandard, sainte Bandouille, saint Couillard, saint Guignolet, saint Foutin, saint Phal, saint Géniteur…

Salope

Les noms d'oiseaux féminins sont légion. Pour une colombe, combien de cocottes, bécasses et autres dindes ?

Ironie de l'histoire : avant que 343 d'entre elles rendent la condition féminine plus humaine, les salopes avaient des ailes. Plus précisément, les salopes étaient des « sales hoppes », déformation probable de « sale huppe ». Point ornithologie : la huppe est une espèce d'oiseau de mauvaise réputation, pour deux raisons. Primo, la huppe mange des bouses – mais si vous avez avalé un nugget ces vingt dernières années, vous avez ingurgité bien pire que cela. Secundo, les parents huppes protègent leur nid en y abandonnant leurs déjections, espérant que l'odeur fera fuir les prédateurs... Comme quoi, bonne mère et sale hoppe sont parfaitement conciliables. Le nom initial proviendrait du cri de la bête : houp-oup-oup (« I did it again », ajouterait Britney Spears). Selon les dialectes, on peut dire puput, voire pue-pue... Bref, cette histoire d'odeur nous colle aux plumes. Revenons donc à nos ramages collatéraux : dire « sale huppe » est stylistiquement un pléonasme, et moralement une injustice. On fait ce qu'on peut par instinct de survie. Y compris devenir femme de mauvaise vie – le sens que prend « salope » à partir de la fin du XVIIIe siècle. Notons, enfin, que les noms d'oiseaux féminins sont légion. Pour une colombe, combien de cocottes, bécasses et autres dindes ? Ne faisons pas l'autruche : si l'homme est un loup pour l'homme, il est certainement un renard dans le poulailler féminin. Cela dit, la roue tourne : la huppe est une espèce protégée depuis 1981. Un an plus tôt, la France criminalisait le viol. Entre oiselles et donzelles, c'est une longue histoire.

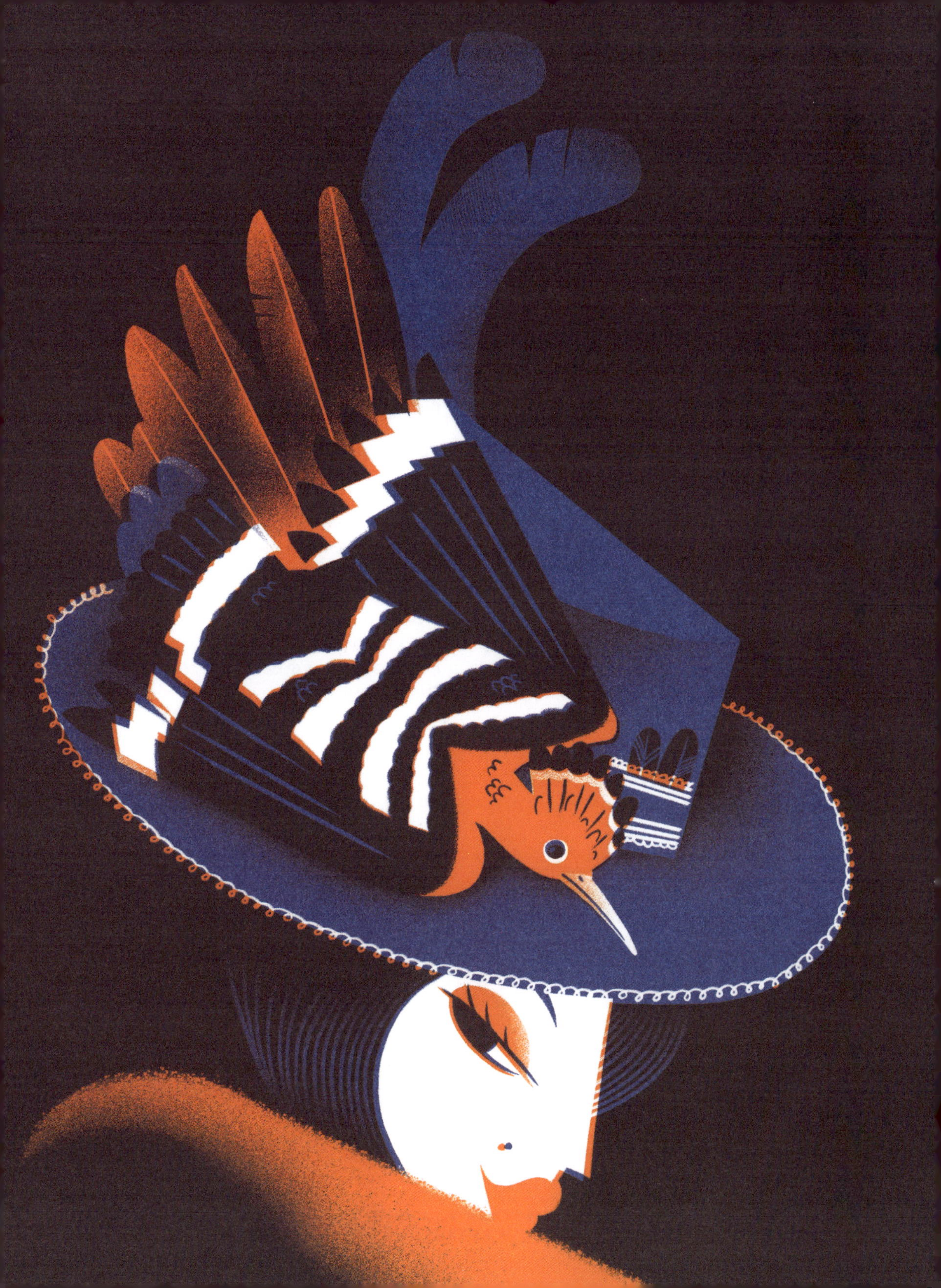

Sex on the beach

Le sexe sur la plage constitue en effet « le » classique des fantasmes des Français.

Si *Sex on the Beach* ne vous évoque qu'une boisson honnie des diabétiques et des diététiciens (vodka, schnaps à la pêche, orange, canneberge + aspirine, citrate de bétaïne et Doliprane), vous ratez l'autre cocktail préféré des estivants : sable + parties génitales. Le sexe sur la plage constitue en effet « le » classique des fantasmes des Français : un quart d'entre nous aurait déjà essayé, et au moins les deux tiers se laisseraient tenter (quand 63 % des hommes et 49 % des femmes feraient l'amour dans la mer, préférant la piqûre des méduses à celle des coquillages). Comment expliquer ce succès, alors même que l'idée de se faire surprendre gêne 72 % d'entre nous[1] ? L'été est la période pendant laquelle 61 % des personnes en couple oublient les contraintes du quotidien (au point d'oublier que le sable gratte)[2]. Et 42 % en profitent pour se retrouver et briser la routine. Ajoutez à cela les clichés concernant la petite vertu des plagistes, et c'est parti : 41 % des hommes coucheraient volontiers avec une maître-nageuse, et 3 % prétendent l'avoir déjà fait[3].

Alors, l'été sera chaud ? Pas forcément. Pour obtenir des résultats cohérents face à l'immensité du champ sexuel des possibles, les sondeurs proposent aux sondés des listes préétablies de fantasmes. Ils ont donc tendance à privilégier les plus communs. Dans cette perspective, le sexe à la plage a tout pour plaire : romance insipide, exhibitionnisme soft, zéro tabou, zéro logistique. Bref, un splendide exemple d'imaginaire sans ambition. La plage est le fantasme des personnes qui n'ont aucune culture érotique : elle est le cubi de rosé de la sexualité. Vivement la rentrée !

1 Ifop, « Le "Sexe 2.0". Enquête sur le sexe virtuel *via* les webcams et les nouvelles technologies », enquête pour CAM4, 16 avril 2013 (www.ifop.com/wp-content/uploads/2018/03/2219-1-study_file.pdf).

2 Enquête OpinionWay/Match.com, 2008.

3 Ifop, « Sea, Sex & Sun. Enquête sur les pulsions et fantasmes des Français en été », étude pour le « Summer Show » de *Quotidien*, 23 juin 2017 (www.ifop.com/wp-content/uploads/2018/03/3799-1-study_file.pdf).

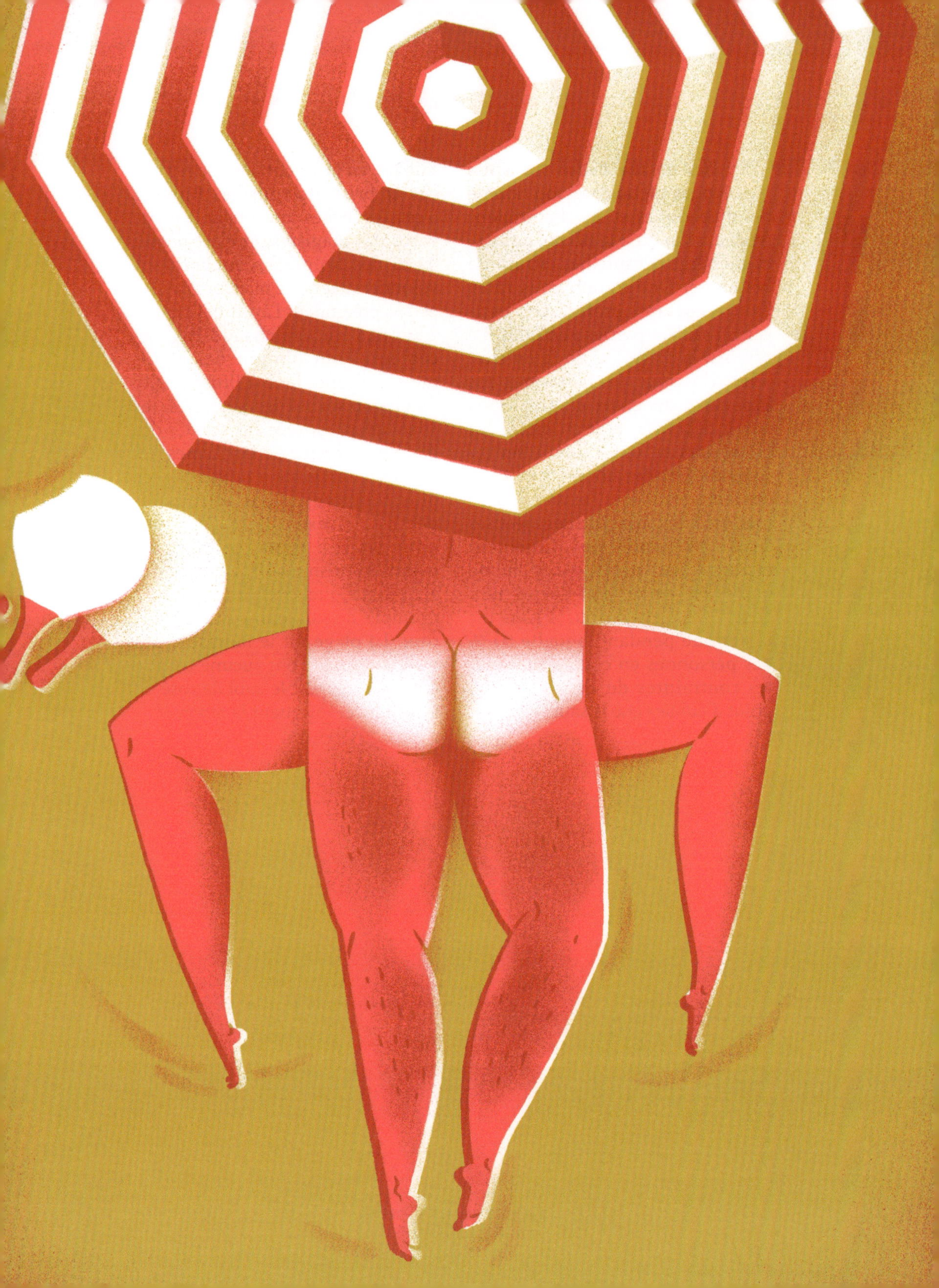

Sexe

Et quand on ne rentre pas dans les cases ? On en invente de nouvelles.

Il y a le sexe qu'on a (et qu'on conteste), celui qu'on fait (et qui nous a fait naître). Il y a l'organe, l'identité individuelle ou collective, l'acte, le genre… Sous la menace d'y perdre notre latin, retournons fissa à l'étymologie (car « au commencement était le Verbe ») : le latin *sexus* serait apparenté à *secare*, couper. Ainsi, le sexe nous couperait en deux : anatomiquement, socialement. Par esprit de contradiction, c'est dans cette séparation fondamentale que nous recherchons la fusion charnelle. Le sexe divise pour mieux régner, mais aussi pour mieux nous rassembler. C'est pourquoi l'union administrative du mariage doit être validée sous la couette. Sans sexe, pas d'alliance ! Mais sans coupure initiale, pas d'imbrication possible. Et quand on ne rentre pas dans les cases ? On en invente de nouvelles. De cette façon, le troisième sexe a pu désigner les femmes manquant de féminité, les homosexuels, les personnes sans sexe, les intersexes, les neutres ou certains intergenres. Au cas où la migraine guetterait (ce sont des choses qui arrivent), ce sexe polymorphe se voit chargé d'une invitée embarrassante : la misogynie. Déjà, chez Racine ou Voltaire, « le sexe » peut désigner « les femmes » comme groupe – manière de rappeler, en creux, que le masculin est neutre (les hommes n'ayant de sexe que celui des anges, comme chacun sait). Au cas où on n'aurait pas bien compris, le sexe féminin est également qualifié de doux, de faible, de frêle, de fragile, d'imbécile… ou de beau sexe (beau mais stupide : pour le compliment, on repassera). Face à ces catégories limitantes, on rêve d'une culture qui se débarrasserait du sexe comme genre pour le célébrer comme pratique. Le sexe comme origine d'un autre monde, en somme.

Slutoween

Halloween vous évoque des guenilles et une tête de citrouille ? Aux États-Unis, les jeunes femmes préfèrent le duo corset-minijupe... au point que la célébration a été rebaptisée « Slutoween » – de l'anglais *slut* (« salope »), qu'on retrouve dans le concept de *slut-shaming* (culpabilisation des femmes à l'allure aguicheuse).

Sur Amazon, les cinq costumes les plus vendus couvrent à peine les fesses des modèles – une tendance débordant volontiers sur l'absurde : barquettes de frites sexy, homards sexy et autres tranches de bacon sexy. Un site spécialisé propose pas moins de 845 références émoustillantes. Et pour parfaire ces liaisons dangereuses, les costumes de Halloween se vendent non seulement dans les boutiques de lingerie mais aussi dans les sex-shops. Faut-il voir dans ce succès une réappropriation de Thanatos par Éros ?

Pendant que Freud se retourne dans sa tombe, les concepteurs de sextoys proposent des vibromasseurs vendus dans des cercueils, des vaginettes à dents de vampire et des poupées gonflables extraterrestres. Répugnant ? Pas à l'origine : l'érotisation de Halloween date du New York des années 1970 et des parades du 31 octobre, dont la communauté gay profitait pour s'exprimer. Aujourd'hui, le vent a tourné, et les débats sur le harcèlement transforment Slutoween en espace de résistance au puritanisme. On notera donc que l'expression joyeuse du pouvoir sexuel féminin se limite désormais aux jours de carnaval... De quoi nous glacer le sang, non ?

Les costumes de Halloween se vendent non seulement dans les boutiques de lingerie mais aussi dans les sex-shops.

Sodomie

À partir du XIIe siècle, la sodomie est si grave qu'on la considère comme équivalente à un pacte avec le diable.

Ah ! la sodomie ! Nous voici en terrain familier, tout le monde connaît l'histoire. Sont sodomites les habitants de Sodome, détruite, selon la Bible, par le soufre et le feu. Qu'ont fait les Sodomites pour mériter ce châtiment ? Ils ont péché. De quelle nature était leur crime ? La référence à l'homosexualité n'est pas claire. Dans le livre d'Ézéchiel, il s'agit d'arrogance, d'insouciance ou de manque de générosité. On est loin des saunas gay ! Ce n'est qu'à partir du IIIe siècle avant notre ère qu'une lecture sexuelle commence à s'imposer. Mais même après, on s'emmêle les pinceaux. Selon l'historien Didier Lett, la sodomie au Moyen Âge recouvre cinq fautes différentes : un acte accompli contre Dieu (le sodomite est un hérétique), un acte sexuel contre nature (comme faire l'amour la tête en bas, y compris avec le conjoint légitime), la pénétration anale, l'homosexualité elle-même, et les viols ou agressions sexuelles commis par des adultes sur des petits garçons[1].

À partir du XIVe siècle, la sodomie est si grave qu'on la considère comme équivalente à un pacte avec le diable. Elle disparaîtra du code pénal français seulement en 1791 ! Paris est-elle une nouvelle Sodome pour autant ? Selon une enquête récente, 45 % des hommes et 54 % des femmes ont déjà tenté l'aventure… sans l'adopter tout à fait, puisque seules 26 % des femmes de 30-49 ans la pratiquent régulièrement[2]. Ne parlons même pas du cas allemand, où la confusion des siècles passés a laissé sa trace, puisque sodomie y signifie… zoophilie. Comme quoi, de l'homme à la bête, il n'y a parfois presque… Rhin.

1 Voir Didier Lett, « L'Occident médiéval », in Sylvie Steinberg (dir.), *Une histoire des sexualités*, PUF, 2018.

2 Ifop, « Où en est la vie sexuelle des Françaises en 2019 ? », rapport d'étude pour *Elle*, 14 février 2019 (www.ifop.com/wp-content/uploads/2019/02/116130_Ifop_ELLE_Mag_2019.02.014.pdf).

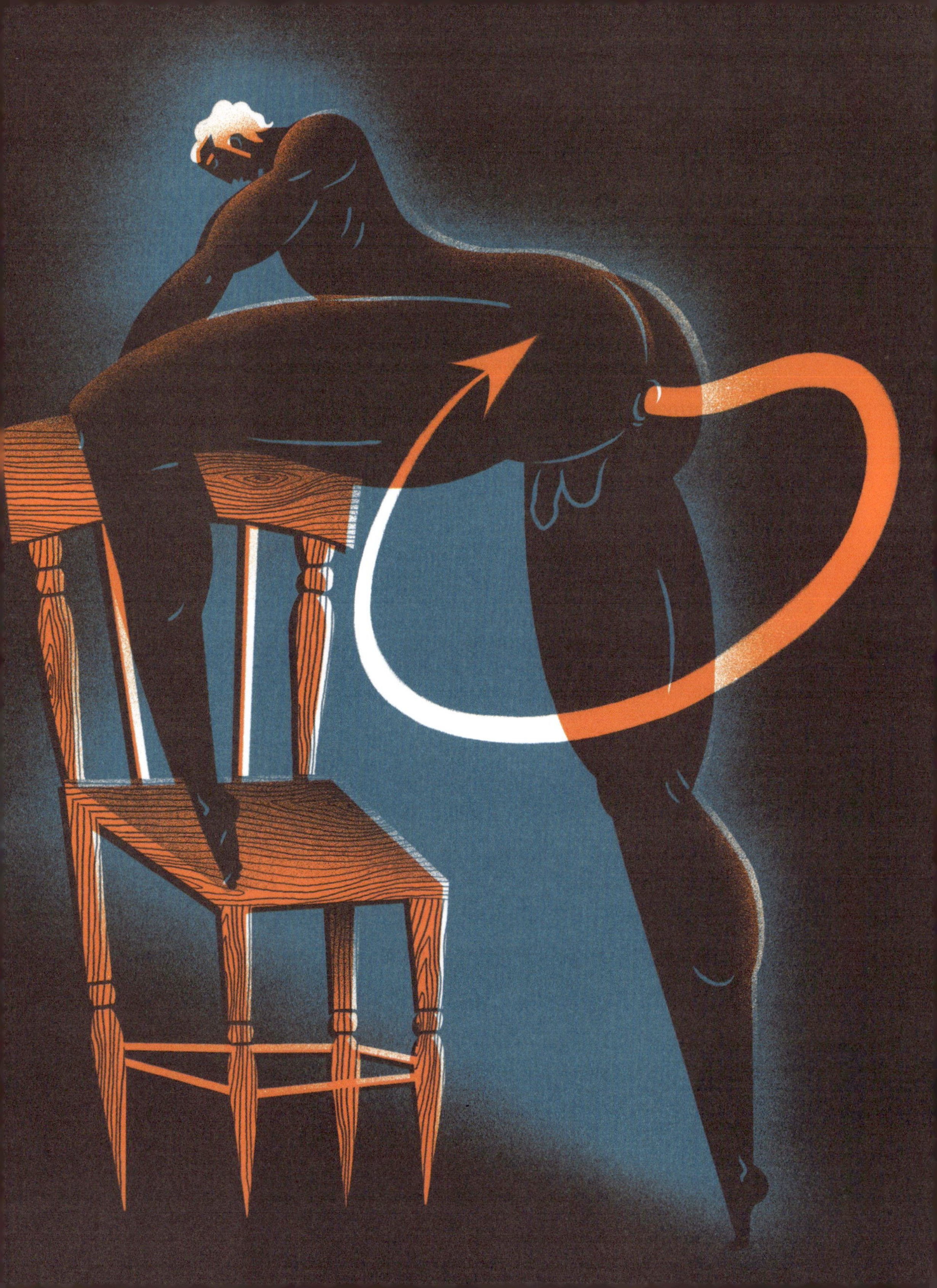

Soixante-neuf

Ces deux chiffres sont composés de petites queues, évoquant un spermatozoïde ou un fœtus.

Cocorico ! Selon Wikipédia, la position du 69 est française. Plus précisément, elle proviendrait du *Catéchisme libertin* de 1791, mis sur le compte de l'infortunée Anne-Josèphe Théroigne de Méricourt, figure de la Révolution. Premier problème : le texte lui a probablement été attribué pour la décrédibiliser. Second problème : on ne trouve aucune trace de 69 dans la version numérisée du texte original.

Cette déconvenue nous entraîne du côté d'Alfred Delvau et de son *Dictionnaire érotique* de 1876, qui renvoie au *Parnasse satyrique* : « Soixante neuf et le vit se redresse ; Soixante neuf ferait bander un mort. » Sauf qu'évidemment, dans le texte de 1620, ces vers n'y figurent pas. Une petite migraine ? C'est généralement ce qui se produit quand on abuse des joies tête-bêches.

Le déplacement dans l'espace ne sera pas plus concluant que le voyage dans le temps : impossible de se référer au *Kama-sutra*, qui parle d'une « position du corbeau ». Impossible aussi de considérer les Yin et Yang chinois comme une proposition licencieuse.

Essayons plutôt la numérologie, car le nombre 69 brasse du symbole au kilomètre. Avec le chiffre 6, tout d'abord (du six au sexe il n'y a qu'un pas), associé au 666 de la Bête, aux 6 jours de travail avant le repos – et à l'Homme bien entendu, modelé le 6e jour de la Création. En tarot, la 6e carte est celle de l'amoureux. Quant au chiffre 9, il évoque la gestation humaine, ou encore les 9 muses. Plus prosaïquement, ces deux chiffres sont composés de petites queues, évoquant un spermatozoïde ou un fœtus – ou un homme en pleine forme. Quand le potentiel historique des lettres nous abandonne, il reste toujours le potentiel érotique des chiffres.

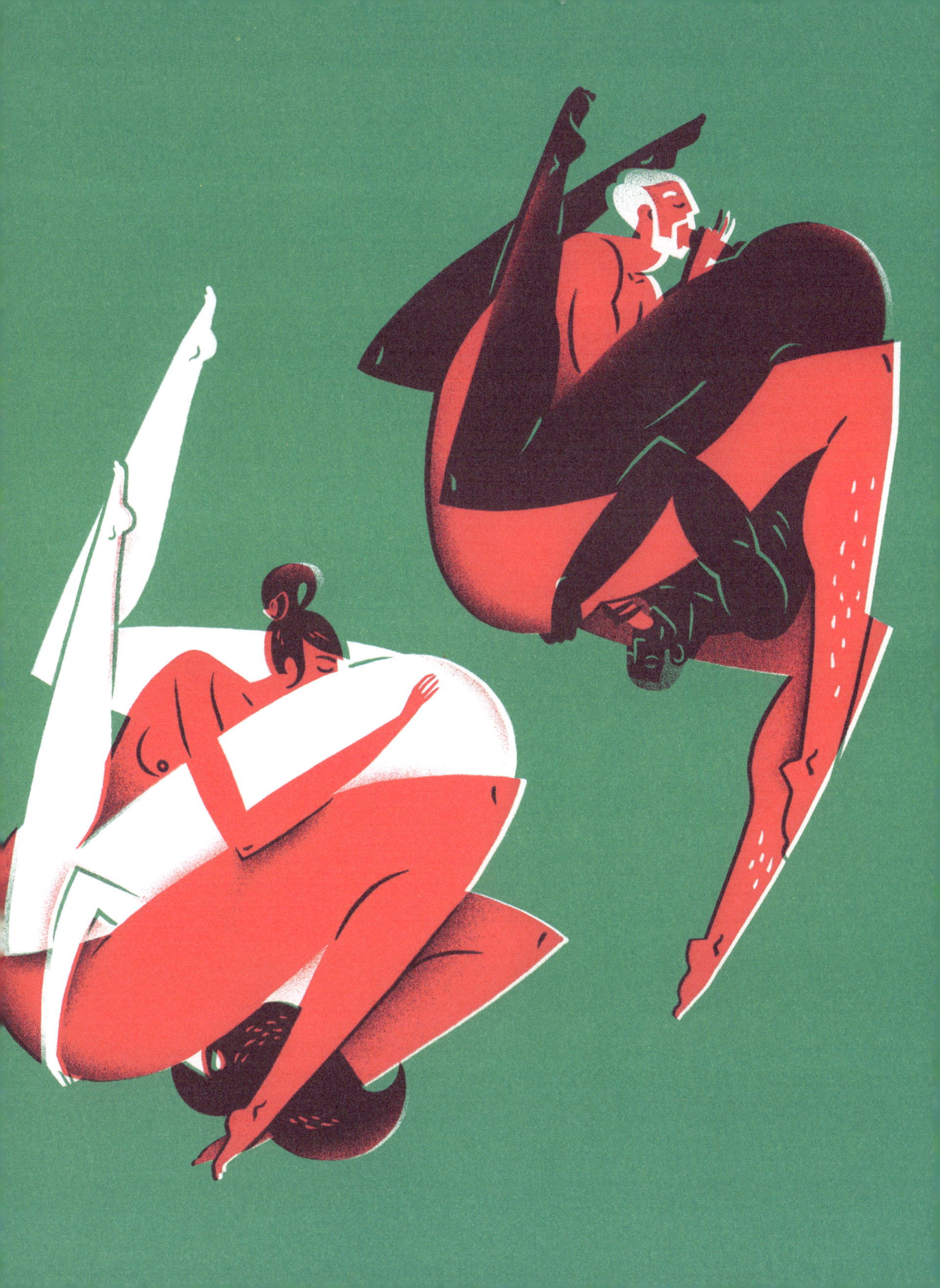

Soubrette

On aurait bien sûr pu penser qu'à l'ère du féminisme et des exigences de renouveau sexuel, un fantasme qui combine domination et domesticité aurait tout pour déplaire.

Tarte à la crème du cliché fantasmatique, la tenue de soubrette fait partie des classiques de l'érotisme. Ses codes esthétiques sont inspirés du costume des servantes françaises du XIXe siècle (d'ailleurs, en anglais, on dit *french maid*) : robe noire, tablier et coiffe en dentelle blanche, bas couture et escarpins. Auxquels on ajoutera un plumeau pour dépoussiérer nos routines sexuelles ?

Dans les rituels BDSM (bondage, discipline, sadomasochisme), la soubrette incarne la servitude, sert le thé, et pourra être utilisée comme pièce d'ameublement (ça s'appelle la « forniphilie »). On aurait bien sûr pu penser qu'à l'ère du féminisme et des exigences de renouveau sexuel, un fantasme qui combine domination et domesticité aurait tout pour déplaire. Eh bien, pas du tout. Le fantasme du service sexuel affiche une bonne vingtaine de références rien que sur Amazon, des prix imbattables (8 euros l'entrée de gamme), et plus de 1 600 résultats sur Pornhub.

Mais au fait, c'est quoi, une soubrette ? Justement située entre « soubresaut » et « soumettre », la « soubrette » du dictionnaire vient de la scène : elle est la servante des comédies et, au théâtre lyrique, une soprano. Ses origines italiennes la marquent en femme précieuse, celle qui étymologiquement est *superare* (« être au-dessus », en latin).

Du coup, en l'incluant dans nos jeux de rôle contemporains, nous retombons sur nos pattes : quand les femmes servent en costume, c'est plutôt pour jouer, et dans l'espoir de jouir. Faire le ménage pour faire bon ménage ? À l'heure des débats sur la charge mentale et du domestique qui tue la libido, ce serait un comble.

Spectatorisme

Moins trois kilos, zéro défaut, des pectoraux bétonnés pour séduire cet été ? La saison de l'angoisse est ouverte : sans surprise, l'autoscrutation s'incruste jusque dans nos lits. Par quel miracle en serait-il autrement ? Nous avons appris que le bourrelet est un obstacle aux opportunités sexuelles. Du coup, quand cette opportunité se produit, nous pensons à lui. Dans sa version extrême, ce réflexe pavlovien s'appelle « spectatorisme ». On se regarde pendant l'amour, comme si nous occupions la chaise de l'arbitre. Cette observation se double d'un monologue intérieur digne des pires dystopies d'autosurveillance (« ah ! non, pas de cunnilingus, elle remarquerait ma calvitie »). En termes d'épanouissement sexuel, on peut présumer, sans prendre trop de risque, que la suprématie de l'œil sur l'émotion ou le toucher entrave la quête du septième ciel. Comment se concentrer sur son plaisir quand on maudit la forme de ses orteils ? Les conséquences ne sont cependant pas si tranchées.

Certains chercheurs ont pu trouver de hauts niveaux de distraction sexuelle chez les femmes complexées… ou, au contraire, chez les plus narcissiques[1]. L'attention portée à ses performances pouvait entraîner une moindre satisfaction sexuelle, mais l'attention portée à son apparence apportait un meilleur épanouissement… à condition de se plaire. Les personnes les plus narcissiques font preuve également de moins d'anxiété sociale et de plus d'expérience sexuelle. Le problème n'est donc pas de s'observer, mais d'apprécier ce qu'on observe, ce qui nous entraîne au point inspirationnel de cette chronique : aime-toi, la vie t'aimera.

Enfin, parce que la sexualité n'aime rien tant que mordre sa queue, notons que la distraction sexuelle est elle-même progressivement devenue une source d'injonctions potentiellement tue-l'amour : concentrez-vous sur votre périnée ! Respirez ! Pleine conscience ! Franchement, on aurait presque besoin de vacances.

Comment se concentrer sur son plaisir quand on maudit la forme de ses orteils ?

1 Voir Paul D. Trapnell, Cindy M. Meston et Boris B. Gorzalka, « Spectatoring and the relationship between body image and sexual experience: Self-focus or self-valence? », *Journal of Sex Research*, vol. 34, n° 3, août 1997, p. 267-278 ; Marta Meana et Sarah E. Nunnink, « Gender differences in the content of cognitive distraction during sex », *Journal of Sex Research*, vol. 43, n° 1, février 2006, p. 59-67 ; Cindy M. Meston, « The effects of state and trait self-focused attention on sexual arousal in sexually functional and dysfunctional women », *Behaviour Research and Therapy*, vol. 44, n° 4, avril 2006, p. 515-532.

Super orgasme

« En Inde, ils ont des techniques... », « Il paraît qu'en Chine... ».

Quand on pense aux orgasmes multiples, puissants, prolongés dans le temps, on pense toujours à un privilège féminin. Leur pendant mâle rôde pourtant dans notre imaginaire : « En Inde, ils ont des techniques... », « Il paraît qu'en Chine... ». Cette exotisation du grand O ne pouvait évidemment pas durer (si les tutoriels d'ouverture de bocaux de cornichons peuvent cumuler trois millions de visionnages sur YouTube, on n'allait pas oublier les tutoriels orgasmiques).

En 1984 déjà, un ouvrage des thérapeutes américains Hartman et Fithian promettait le Graal[1]. Dix ans plus tard, la marque Aneros lançait des stimulateurs prostatiques, dont le succès ne se dément pas. En 1998, des scientifiques américains publiaient une étude concernant un homme capable d'avoir six orgasmes en une demi-heure, sans perdre son érection. La promesse est aujourd'hui plus séduisante encore, puisqu'on parle de « super-orgasme ». La technique employée est toujours plus ou moins identique : défocaliser l'attention sur le pénis pour faire circuler le plaisir entre les zones érogènes, notamment à l'aide de l'utilisation de la respiration et/ou de la prostate. Est-ce que ça marche ? Oui. Les orgasmes obtenus sont plus longs et plus intenses. *Quid* de la phase dite réfractaire qui, normalement, oblige les hommes à avaler une tartine de munster entre deux éjaculations pour récupérer ? Eh bien, tout dépend de la définition qu'on donne de l'orgasme : jouir sans éjaculer demande une maîtrise de soi quasiment athlétique (nous ne sommes pas aidés par l'évolution : pour échapper aux prédateurs, il a été crucial que les hommes aient le réflexe de répandre leur semence en un temps record).

La super-jouissance des profondeurs, rallongée mais pas démultipliée, se trouve en revanche à la portée de n'importe quel homme pas crispé. Pour résumer : le « super-orgasme » est démocratique, l'orgasme multiple est élitiste... ce qui nous laisse des orgasmes pas super, pas multiples, mais confortables et plébiscités par la majorité. Qui aurait cru qu'en sexe, nous préférerions le confort à l'extase ?

1 William Hartman et Marilyn Fithian, *Any Man Can. The Multiple Orgasmic Technique for Every Loving Man*, St. Martin's Press, 1984.

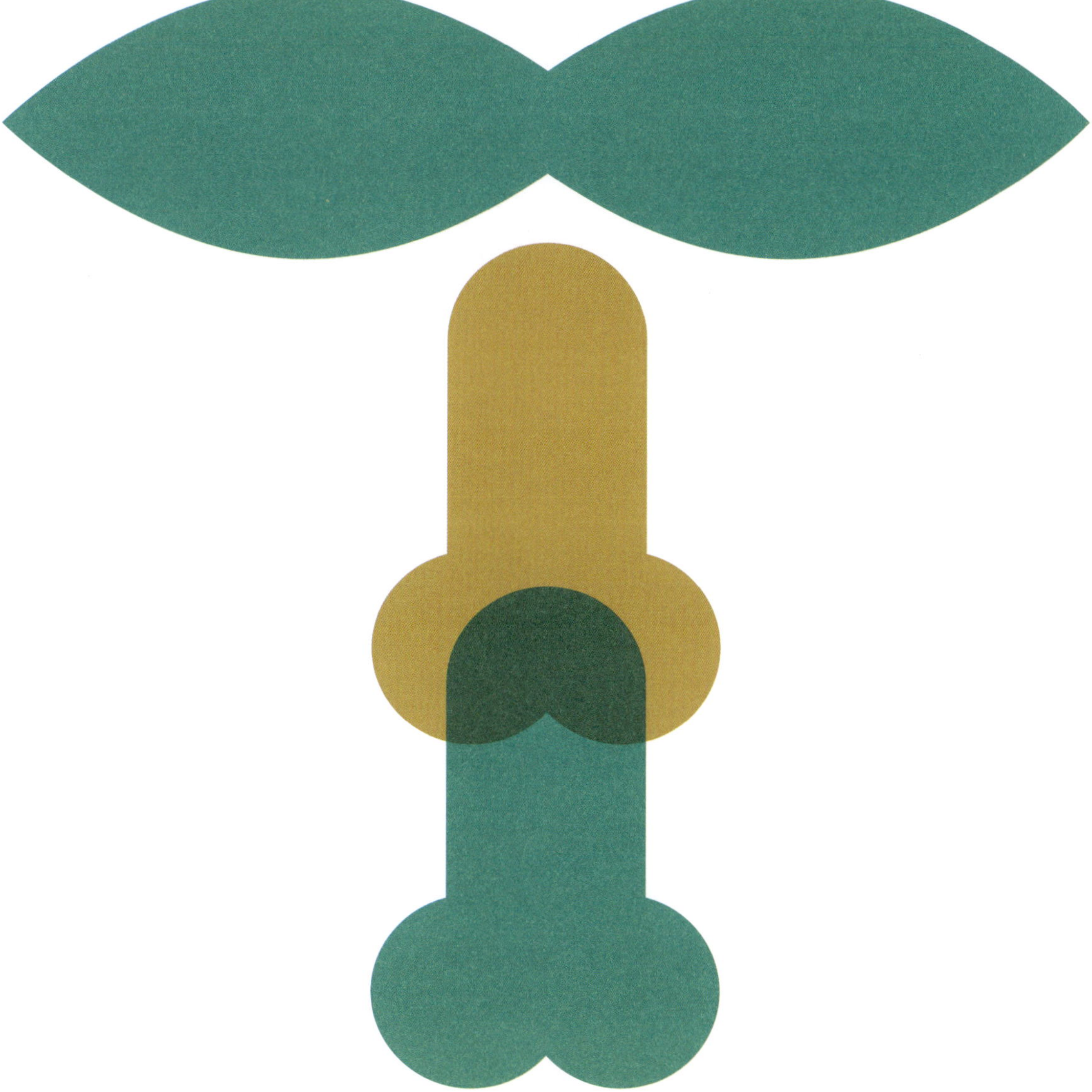

Taille (du clitoris)

Alors même que le Kama-sutra *mentionne l'importance de cette question, les scientifiques ont longtemps évité de mesurer les parties génitales féminines.*

L'expression est consacrée. En sexualité, « size matters » (« la taille compte ») – un mantra décliné sous toutes les coutures (« mieux vaut une petite travailleuse qu'une grosse fainéante »). De la statuaire antique aux acteurs porno, des mains de Trump aux hommes qui « compensent », le format du pénis relève de l'obsession.

Mais connaissez-vous la taille moyenne d'une vulve ? La profondeur d'un vagin ? Personne ne vous jettera la pierre : alors même que le *Kama-sutra* mentionne l'importance de cette question, les scientifiques ont longtemps évité de mesurer les parties génitales féminines. Lesquelles ne nous laissent pourtant pas indifférents : l'horreur du sexe des hyènes marque nos imaginaires, l'excision mutile des millions de femmes, tandis qu'on s'émouvait en 2014 de la pratique du « point du mari » (qui consiste à recoudre le vagin féminin en plus serré après une épisiotomie – pour que les hommes se sentent gros, il faut que les femmes soient étroites).

Tout récemment, une équipe de chercheurs suisses a donc comblé notre ignorance en passant au double décimètre 650 femmes de 15 à 84 ans, révélant, pour le gland du clitoris, une taille moyenne légèrement inférieure à 7 millimètres. Un chiffre à tempérer de conséquentes variations individuelles (de 0,5 millimètre à plus de 3 centimètres) et de toute la partie invisible de cet organe (imagine-t-on les hommes comparer seulement leurs glands ?). En l'occurrence, nous savons depuis les travaux de la gynécologue Odile Buisson que les piliers du clitoris font entre 10 et 12 centimètres, qui s'ajoutent au fameux « bouton de rose » de 7 millimètres[1]. La prise en compte de cette zone immergée rapproche ironiquement la taille de cet organe… de celle de son alter ego masculin. Alors, qui a la plus grosse ?

1 Voir Pierre Foldes et Odile Buisson, « The Clitoral Complex: A Dynamic Sonographic Study », *The Journal of Sexual Medicine,* vol. 6, n° 5, mai 2009, p. 1223-1231.

Taille (du pénis)

De la matraque au pied de tabouret, nos métaphores favorites présentent le sexe masculin de manière avantageuse. Et pourtant ! Grâce au King's College de Londres, nous disposons désormais de statistiques solides, intergénérationnelles et interethniques obtenues grâce à plus de 15 000 pénis, soumis au même implacable double décimètre. La vraie taille moyenne est donc de 9,16 centimètres au repos et de 13,12 centimètres en érection. Face à l'« ampleur » de l'évidence, pourquoi continuons-nous à inventer des émojis-aubergines, à plaisanter sur les concombres ou à tolérer les canons irréalistes de la pornographie ? Par goût des hyperboles, par vantardise et parce que les insécurités masculines rapportent de l'argent (cf. votre boîte à spams). Les extrêmes sont pourtant rares. Seuls 5 % des hommes dépassent les 16 centimètres, et 2 % les 17 centimètres. Même chose pour les (plus) petits formats : 5 % d'hommes au-dessous des 10 centimètres, avec une courbe en chute libre jusqu'aux micropénis.

Comment mesure-t-on ? La réponse, restée longtemps nébuleuse, est responsable des énormes variations connues depuis les premières statistiques (lors des années 1950), quand les rapports s'opéraient sur la base du volontariat et/ou de l'auto-examination – propice à toutes les fantaisies. La bonne procédure consiste à mesurer au-dessus du pénis, en partant de l'os pubien jusqu'au bout du gland. Si vous avez du gras sur le pubis (on ne vous jettera pas la première rondelle d'andouillette), vous pouvez comprimer. En revanche, vous ne pouvez pas tirer sur un prépuce potentiellement très élastique pour gratter quelques millimètres.

Une tricherie de toute manière inutile... puisque 90 % des femmes sont plus intéressées par la largeur que par la longueur. Le chiffre crucial n'est donc pas 13,12 centimètres, mais 11,6 centimètres (soit la circonférence moyenne). Petit, mais costaud.

La vraie taille moyenne est donc de 9,16 centimètres au repos et de 13,12 centimètres en érection.

Testicule

Gardons cette information en tête une bonne fois pour toutes : on dit « un » testicule (mais une couille), de même qu'on dit un scrotum (mais une bourse), un pénis (mais une bite), un vagin (mais une chatte). Les latinismes sont une affaire d'homme, quand étrangement, nos gros mots se déclinent au féminin. Ces ambiguïtés du genre nous poursuivent jusque dans nos anatomies : les testicules sont les ovaires des hommes, entourés par endroits d'une « cavité vaginale testiculaire » (ça ne s'invente pas). Pour ne rien gâcher, ils sont mous et ultrasensibles... qualités ô combien féminines. Le trouble atteint son comble quand on remonte aux origines du mot, qui dérive du latin *testis* (« témoin »). Car si le pénis incarne la virilité, les testicules sont les signes qui en témoignent. Une fonction encore valable aujourd'hui, puisqu'il faut « en » avoir, et de bien accrochés (rappelons aux vrais mâles velus que ces organes ont besoin de pendre pour fonctionner).

Voilà qui fait peser beaucoup de pression sur ce poids plume du corps humain – 20 grammes ! D'autant que si la masculinité implique un imaginaire de solidité et de puissance, les testicules se caractérisent par une incroyable fragilité. Au point que, selon les théoriciens du handicap, cette fragilité masculine n'est pas un repoussoir pour les femmes, au contraire : si un mâle parvient à survivre malgré ce point faible, c'est qu'il doit pouvoir affronter des mammouths. Le cancer des testicules fait chaque année l'objet de campagnes de sensibilisation : prenez soin de votre matériel, il en a bien besoin.

Si la masculinité implique un imaginaire de solidité et de puissance, les testicules se caractérisent par une incroyable fragilité.

Thorarche

Vous rappelez-vous de votre première éjaculation ? Probablement. Savez-vous comment on appelle cette étape cruciale de la vie d'un homme ? Si la réponse est non, vous n'êtes pas le seul : la littérature scientifique hésite entre thorarche, séménarche, spermarche, éjacularche, polluarche et masturbarche. Le suffixe *-arche* – à prononcer *ark* – marque le commencement de quelque chose, comme dans « archéologie ». Ainsi la ménarche marque-t-elle la période où les filles connaissent leurs premières règles.

Peut-on parler d'un rite de passage à l'adolescence ? C'est compliqué. Cette première éjaculation peut advenir de manière volontaire (par la masturbation) ou involontaire (lors de pollutions nocturnes). Elle peut être liée ou non à un orgasme. Est-ce le plaisir qui compte, ou l'émission d'une substance ? Dans ce cas, l'équivalent féminin de la thorarche est-il la première menstruation ou le premier orgasme ?

Au problème sémantique s'ajoute un silence culturel presque parfait. Selon une étude de 2018, 92 % des jeunes filles sont informées sur la ménarche, mais seulement 28 % des petits garçons entendent parler de la thorarche (dont ils n'apprendront, en outre, jamais le nom)[1]. La plupart des parents avouent n'avoir jamais réfléchi à ce problème. Sans surprise, les garçons intériorisent ce silence, alors même qu'ils ressentent, selon les cas, de la surprise, de la curiosité, du plaisir, mais aussi de la confusion et de la détresse. En expérimentant la thorarche, ils entrent dans le grand bain des hommes… à condition de taire leurs émotions. Un pas en avant, deux pas en arrière.

Cette première éjaculation peut advenir de manière volontaire (par la masturbation) ou involontaire (lors de pollutions nocturnes).

1 Jordan A. Chad, « The First Ejaculation: A Male Pubertal Milestone Comparable to Menarche? », *The Journal of Sex Research*, vol. 57, n° 2, février 2020, p. 213-221.

Triolisme

Alors, c'est encore loin, le harem ?

Quelque 84 % des hommes ont déjà rêvé de coucher avec deux femmes. Cet impressionnant succès place le triolisme au troisième rang des fantasmes masculins. Alors, c'est encore loin, le harem ? Eh bien, oui. Les femmes ne sont en effet que 31 % à rêver de rapports avec deux hommes. À peine un quart s'imaginerait pièce rapportée dans les ébats d'un couple[1].

Comment expliquer ce décalage, alors même qu'à bisexualité à peu près égale (3 % des Français), les femmes sont plus bicurieuses (20 %) que les hommes (13 %)[2] ? Ici, nos représentations pèsent des tonnes : le plan HFF (un homme, deux femmes) laisse présager complicité et sensualité. Le plan HHF, au contraire, nous plonge dans un imaginaire de tournante et suggère des pratiques hard comme la double pénétration. Le simple fait qu'on parle de « plan » en dit long sur la complexité logistique de l'entreprise (même les Trois Mousquetaires ont préféré se mettre en quatre, c'est un comble).

Au fait, pourquoi tant de succès ? Par narcissisme (« je plais à tout le monde »). Par plaisir charnel. Pour impressionner les copains. Par volonté de puissance, tant la possession de femmes (au pluriel) marque la réussite sociale. Et, de manière plus ambivalente, pour se retrouver au cœur de toutes les attentions, entre-deux, comme avec nos tout premiers partenaires érotiques… nos parents. Et puis, symboliquement, le chiffre trois renvoie à la Trinité, donc à la complétude : de quoi courir illico vers les clubs libertins ou les applications comme Feeld (ex-3nder). Les plus chanceux transformeront le fantasme en mode de vie : au Brésil et en Colombie, des « trouples » ont été autorisés à se marier !

1 Christian C. Joyal, Amélie Cossette et Vanessa Lapierre, « What Exactly Is an Unusual Sexual Fantasy ? », *The Journal of Sexual Medicine*, vol. 12, nº 2, février 2015, p. 328-340 (www.researchgate.net/publication/267627883_What_Exactly_Is_an_Unusual_Sexual_Fantasy).

2 Harris Interactive, 2011.

Trop (gros)

Au royaume de la surenchère, le pénis est roi… ou plus précisément, la taille du pénis est reine. Nous voulons faire les choses en grand : du coup, quand la nature nous impose ses limites, la culture prend le relais. Il n'est pas innocent qu'on parle de l'érection d'un bâtiment : en ce moment (les records comme les érections sont transitoires), c'est Dubaï qui a la plus grosse, grâce à son gratte-ciel Burj Khalifa qui culmine à 828 mètres. Mais bétonner, c'est tromper !

Car la question du substitut phallique sexuellement utilisable mérite notre attention philosophique : jusqu'où notre anatomie peut-elle plier face à nos désirs ? Quand ça commence à être trop gros, faut-il privilégier le confort du corps ou les délices de l'esprit ? La raison ou la passion ? Descartes ou Dorcel ? Vous avez quatre heures, qu'on vous recommandera de passer dans la section XXL de votre sex-shop de quartier. En l'occurrence, les gros godemichés affichent une moyenne de 20 à 25 centimètres. Des dimensions très raisonnables ? Pas si nous contextualisons : 5 % des hommes peuvent se targuer d'érections de plus de 16 centimètres, et 1 % dépassent les 18 centimètres[1]. La moyenne est de 13 centimètres. Les gros godemichés offrent donc une expérience augmentée de 150 à 200 %. Peut-on faire plus ? Évidemment. Certains modèles approchent les 50 centimètres. Le champion absolu, appelé Moby, mesure 89 centimètres, pèse 12 kilos de caoutchouc et vaut 1 000 dollars. Un calibrage qui le renvoie paradoxalement au rayon décoration… car plus c'est gros, mieux ça ne passe pas. Nous voici face à un paradoxe : sexualisé à outrance, le pénis finit désexualisé. Puisqu'on vous dit que le mieux est l'ennemi du bien.

1 David Veale, Sarah Miles, Sally Bramley, Gordon Muir et John Hodsoll, « Am I normal? A systematic review and construction of nomograms for flaccid and erect penis length and circumference in up to 15 521 men », *BJU International*, vol. 115, n° 6, juin 2015, p. 978-986 (https://bjui-journals.onlinelibrary.wiley.com/doi/epdf/10.1111/bju.13010).

Trop (gros) – bonus

Le sextoy le plus massif au monde tient son nom d'un double calembour sur le roman Moby Dick.

Petit rappel de l'entrée précédente : le plus gros godemiché actuellement en vente s'appelle le Moby... comme dans *Moby Dick*, le roman de Herman Melville ? Oui, et ce n'est pas un hasard, puisqu'en argot anglais contemporain, *dick* signifie pénis.

Est-ce à dire que ce classique de la littérature américaine cache des significations sexuelles ? Eh bien, pas du tout. Le mot *dick* a commencé à désigner le pénis en 1880... soit trente ans après la publication du livre.

Si le godemiché y fait référence, c'est parce que le héros de *Moby Dick* est obsédé par une baleine. Or le plus gros pénis actuellement en activité appartient, comme de juste, au plus gros animal en activité. Le membre de la baleine bleue peut atteindre les 3 mètres (plutôt 2 mètres et demi pour les spécimens les plus courants). Des mensurations de rêve, ou de cauchemar : un diamètre de 36 centimètres, un poids de 45 à 68 kilos, des éjaculations de 20 litres.

Mais là où ça se complique, c'est que l'animal décrit dans *Moby Dick* n'est pas une baleine bleue mais un cachalot, symbole de pureté. Cachalot appelé, en anglais... *sperm whale*.

Retombons-nous sur nos pattes ? Toujours pas : ce nom évocateur ne fait pas référence au sperme, mais au spermaceti, une sorte de liquide se trouvant sur la tête de cachalot. Cachalot qui est effectivement un type de baleine. Mais pas la bleue, donc pas la plus grosse. Vous suivez ?

Bon, résumons : le sextoy le plus massif au monde tient son nom d'un double calembour sur le roman *Moby Dick*, sauf qu'il y a erreur à la fois sur le mot *dick* et sur l'animal qui possède le plus gros pénis. Erreurs que nous mettrons sur le compte de l'ivresse des profondeurs...

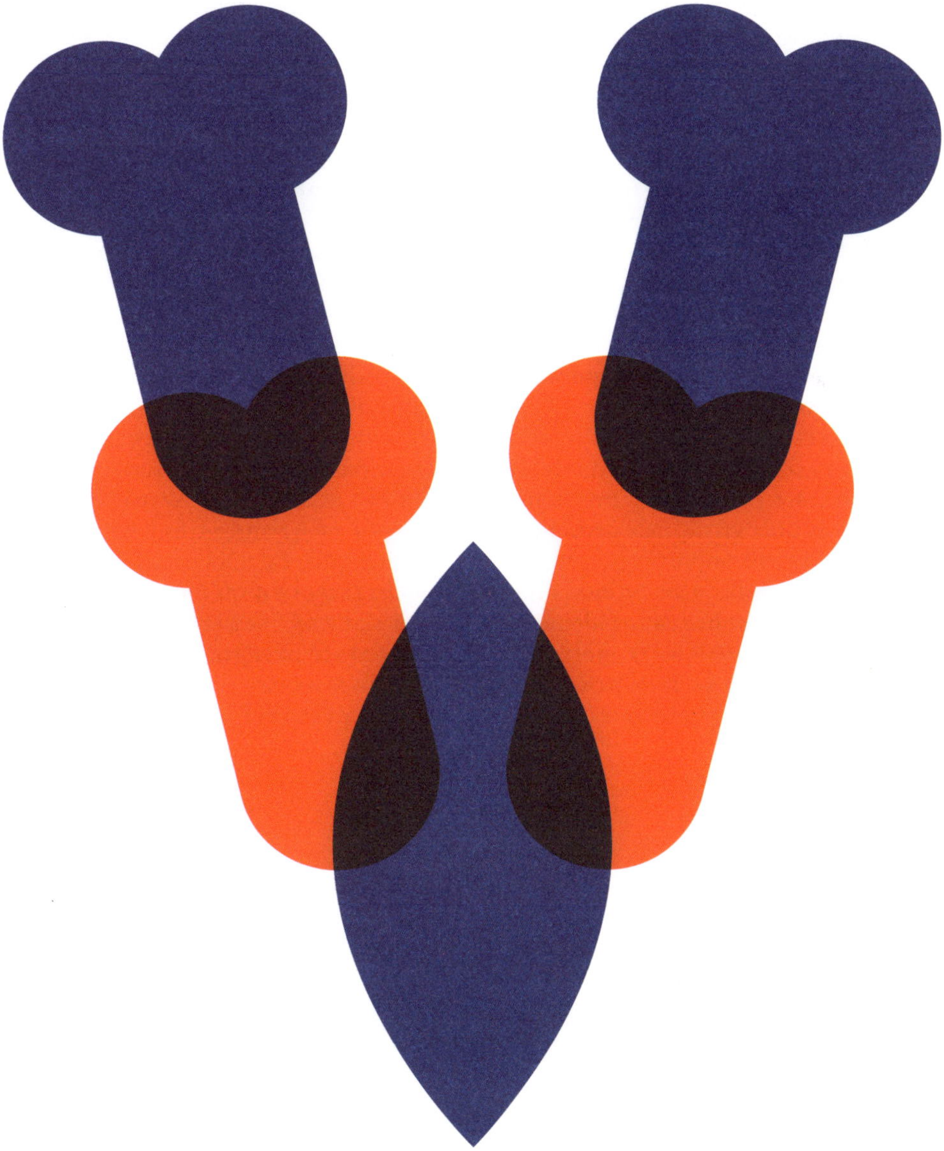

Vagina Dentata

Le sexe, d'accord, mais sans les dents ! Le soupçon que quelque chose de sauvage puisse se tapir dans les entrailles féminines remonte à la nuit des temps : on le retrouve jusque dans les mythologies hindoue, japonaise, maorie ou sud-américaine. Rien d'étonnant à cela, puisque le vagin denté fait partie d'un folklore permettant la survie de l'espèce. Il rappelle à l'ordre : coucher avec n'importe qui, c'est prendre un risque. Et pas seulement quand on est une femme.

Ce conte est constamment réactualisé : par la théorie psychanalytique (où il traduit l'angoisse de la castration), par le cinéma (dans les comédies, dans le *rape and revenge*), par des faits divers (Lorena Bobbitt tranchant le sexe de son époux en 1993), par des innovations techniques (en 2005, le préservatif Rapex, rebaptisé ensuite Rape-aXe, comportait une surface interne à barbelés pour piéger le pénis des violeurs potentiels – inventé en Afrique du Sud, il n'a jamais été commercialisé). L'occurrence pop la plus récente nous vient de la chanteuse américaine Miley Cyrus qui, dans la vidéo de sa chanson *Mother's Daughter*, se déhanche dans une combinaison de vinyle rouge... à dents métalliques judicieusement placées (imaginez une braguette géante).

Malgré cette persistance imaginaire, vous pouvez coucher tranquilles : les vagins dentés n'existent pas (encore), et le *penis captivus* (quand le mâle « reste coincé » lors d'une pénétration) serait, selon les sources, soit rarissime, soit une pure légende urbaine. Sauf chez les chiens, qui, effectivement, peuvent avoir du mal à se détacher. Morale de l'histoire : sexuellement, vous pouvez mordre la vie, mais pas le vit, à pleines canines, sauf si vous êtes canins. Compris ?

Le soupçon que quelque chose de sauvage puisse se tapir dans les entrailles féminines remonte à la nuit des temps.

Vaginette

Pourquoi s'embêter à séduire des femmes quand on pourrait posséder des vagins artificiels? Parce que certains se posent la question, nos *love stores* regorgent de gaines vibrantes ou molles, texturées ou lisses, réutilisables ou jetables, le plus souvent en silicone, imitant les sensations ressenties dans un sexe féminin. Et ça marche : selon le géant du sextoy LoveHoney, ces vaginettes représentent 5 % des achats de jouets sexuels aux États-Unis. Copier la nature, quitte à la tronquer ? Le sujet est complexe, comme l'illustrent les deux poids lourds du marché. À notre gauche, l'entreprise pionnière originaire du Texas, Fleshlight (un jeu de mots anglais avec *flesh*, « chair », et *flashlight*, « lampe-torche », les gaines en imitant les proportions). Son fondateur a déposé le brevet du vagin artificiel (pardon, du « collecteur de sperme ») en 1998, et depuis, ça marche très fort. La marque propose également des anus et bouches artificiels, des modèles gays, interactifs, transparents, en forme de canette de bière, et surtout des versions *pornstar* moulées sur des célébrités… soit des dizaines de possibilités, pour un prix de départ de 60 euros environ.

À notre droite, le challenger vient du Japon : l'entreprise Tenga, fondée en 2005, offre des masturbateurs qui ne ressemblent absolument pas à des vagins, mais plutôt à des cylindres ultradesign et épurés. Pour un tarif un peu supérieur, on a moins de choix mais plus de chic. L'acheteur pourra par exemple exhiber une collection siglée Keith Haring ou des modèles à succion intégrée.

Alors, américanisation ultraréaliste et hyperbolique… ou érotisme plus suggéré ? La France hésite, le cul entre deux chaises. Ce dilemme n'a rien d'inconséquent : achète-t-on un vagin ou une masturbation ? Le plaisir attendu est-il un lot de consolation ou un moment légitime d'hédonisme ? Entre Orient et Occident, le cœur balance, mais le business tourne. Juteux.

Pourquoi s'embêter à séduire des femmes quand on pourrait posséder des vagins artificiels ?

Vanille

Est vanille toute sexualité ne comportant aucune bizarrerie ni contrainte, type domination, douleur, fétichisme ou jeu de rôle.

En France, le sexe conventionnel a beaucoup été qualifié de « à la papa ». C'était avant que les darons ne deviennent des objets sexuels convoités (du *dadbod*, avec sa petite bedaine, au DILF, le *Dad I'd like to fuck*) ! Heureusement, un nouveau mot est arrivé : vanille. Est vanille toute sexualité ne comportant aucune bizarrerie ni contrainte, type domination, douleur, fétichisme ou jeu de rôle. Cette appellation tire son origine (contrôlée) de l'univers des crèmes glacées : la vanille est basique, ne demande pas de palais éduqué… mais parade au sommet des parfums préférés des Français avec 19 % d'adeptes, devant le chocolat[1].

Une personne peut être vanille, une pratique aussi. Dans les deux cas, l'expression est péjorative : c'est le goût de la masse, industriel, pour les personnes dénuées d'imagination et d'aventure… contrairement aux amateurs de curiosités et autres sex-gourous qui se vantent d'incarner le bon goût. D'ailleurs, à de rares exceptions près, seules les personnes non vanille utilisent le mot « vanille » – en connaître l'existence est une gourmandise d'initiés.

Le problème consiste alors à se mettre d'accord sur les conventions : si les donjons et autres rêves de cuir sont unanimement considérés comme non vanille, que dire des mots salaces ? Des griffures ? De la pénétration anale ? Où commence le royaume rhum-raisin ? Par chance, l'étymologie vient à notre rescousse : la vanille est issue du latin *vagina*, la « gaine », qui donnera vagin au XVIIe siècle. Sans surprise, le sexe à la papa est donc celui qui sert à faire les bébés.

1 « La glace parfaite selon les Français », enquête Harris Interactive/Deliveroo, juillet 2017, p. 13 (http://harris-interactive.fr/wp-content/uploads/sites/6/2017/08/Rapport-Harris-La-glace-parfaite-selon-les-Francais-Deliveroo.pdf).

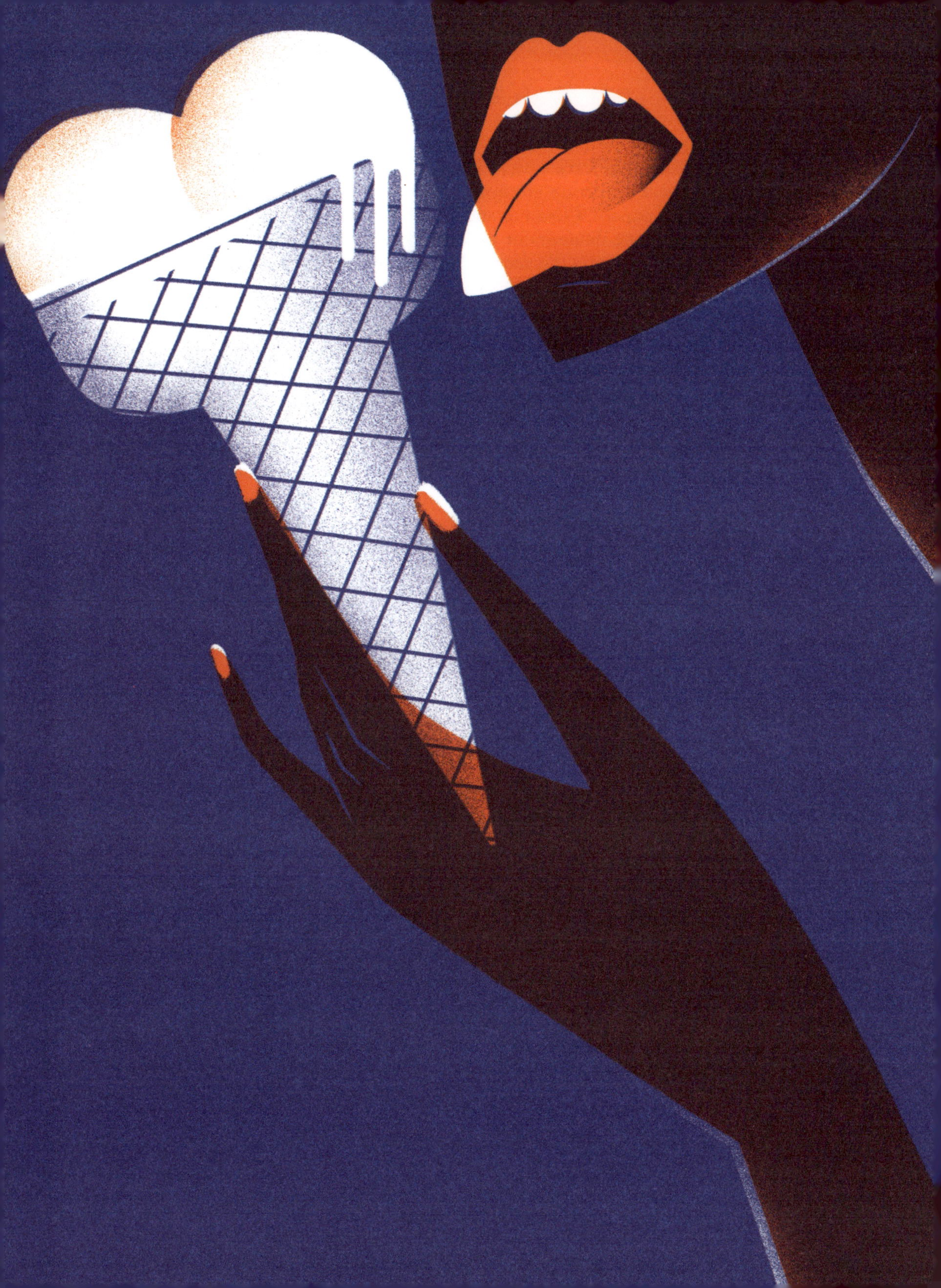

Vénus

Si les femmes viennent vraiment de Vénus, et les hommes vraiment de Mars, alors ni les unes ni les autres n'appartiennent à l'espèce humaine.

♀ : le symbole féminin le plus largement utilisé, y compris par les féministes, est ironiquement emprunté à Vénus. Pourquoi ironiquement ? Parce que cette redoutable déesse, outre qu'elle incarne la civilisation et que sa sortie des eaux a inspiré les plus grands peintres, règne principalement sur l'amour et la beauté. Faut-il en déduire qu'être une femme se limiterait à faire joli, aimer et être aimée ? Pour le féminisme, on repassera.

Notons que la situation n'est guère plus plaisante pour les hommes, censés se coltiner Mars, dieu de la guerre et de la violence – et qui aurait été élevé, ça ne s'invente pas, par Priape. Son surnom signifie « chargé, rempli, lourd, fécond ».

Selon certaines versions de ces mythes, les enfants que Vénus et Mars conçoivent ensemble (malgré le fait que ces dieux soient frère et sœur, retournez à l'entrée « Faux-cest » de cet ouvrage) s'appellent Deimos et Phobos, c'est-à-dire la Terreur et la Crainte.

Si vous attrapez votre schéma du système solaire le plus proche, vous noterez que les planètes Mars et Vénus se trouvent chacune d'un côté de la Terre (Vénus est plus proche). Symboliquement, ça signifie que si les femmes viennent vraiment de Vénus, et les hommes vraiment de Mars, alors ni les unes ni les autres n'appartiennent à l'espèce humaine. Essayer de coller aux stéréotypes de genre a d'ailleurs tendance à produire exactement cette impression : on n'est pas réellement soi-même, on se regarde exister à distance. On se sent aliéné... comme dans « alien ». En attendant de savoir si la vérité est ailleurs, on peut suggérer que quand on la cherche dans les astres, on a tendance à courir au désastre.

Verge

C'est au XIIIe siècle seulement que la verge prend le sens de pénis : avant, et depuis ses origines latines (*virga*), il désignait une branche. Du coup, quand vous parlez d'un homme « branché sexe », désolée, votre formule est un horrible pléonasme.

La verge est de plus en plus rarement utilisée dans sa signification botanique, mais pour mémoire, on flagellait il y a encore quelques décennies à coups de verge (« tu vas voir de quel bois je me chauffe ») – pratique mollement remplacée dans les années 2000 par la biffle (bite + gifle), elle-même rapidement passée de mode.

La botanique du pénis (je vous laisse relire l'entrée « fleurs du mâle » de ce dictionnaire) comporte d'infinis embranchements et autres délicates boiseries : on parle en effet volontiers de gourdin, matraque, trique, bâte, canne, gaule, sceptre, épieu, baguette, qui surmontent le buisson ou la forêt noire du pubis. On recourt également aux vertus du bois bandé pour se ragaillardir.

Vous préférez le vocabulaire plus fleuri ? Tournez-vous donc vers l'orchidée, du grec *orkhidion*, qui signifie testicule (les tubercules de certaines orchidées ressembleraient à des testicules, mais je n'ai pas été vérifier). Selon la journaliste Alice Develey, « l'orchidée était l'incarnation pastorale de l'appareil génital masculin dans la Grèce antique. Pas étonnant alors que les premiers médecins aient accordé à la fleur des vertus de fertilité et d'érotisme[1] ». Pour info, l'orchidée appartient au groupe des angiospermes (c'est-à-dire les plantes qui portent des fleurs puis des fruits) : est spermatophyte une plante à graines – on retombe sur nos pattes ! La démonstration est peut-être un peu tirée par les cheveux mais, côté verge, on se raccroche aux branches comme on peut.

C'est au XIIIe siècle seulement que la verge prend le sens de pénis : avant, et depuis ses origines latines (virga), il désignait une branche.

1 Alice Develey, « Orchidée, la fleur aux attributs masculins », lefigaro.fr, 7 avril 2018 (www.lefigaro.fr/langue-francaise/expressions-francaises/2018/04/08/37003-20180408ARTFIG00002-orchidee-la-fleur-aux-attributs-masculins.php).

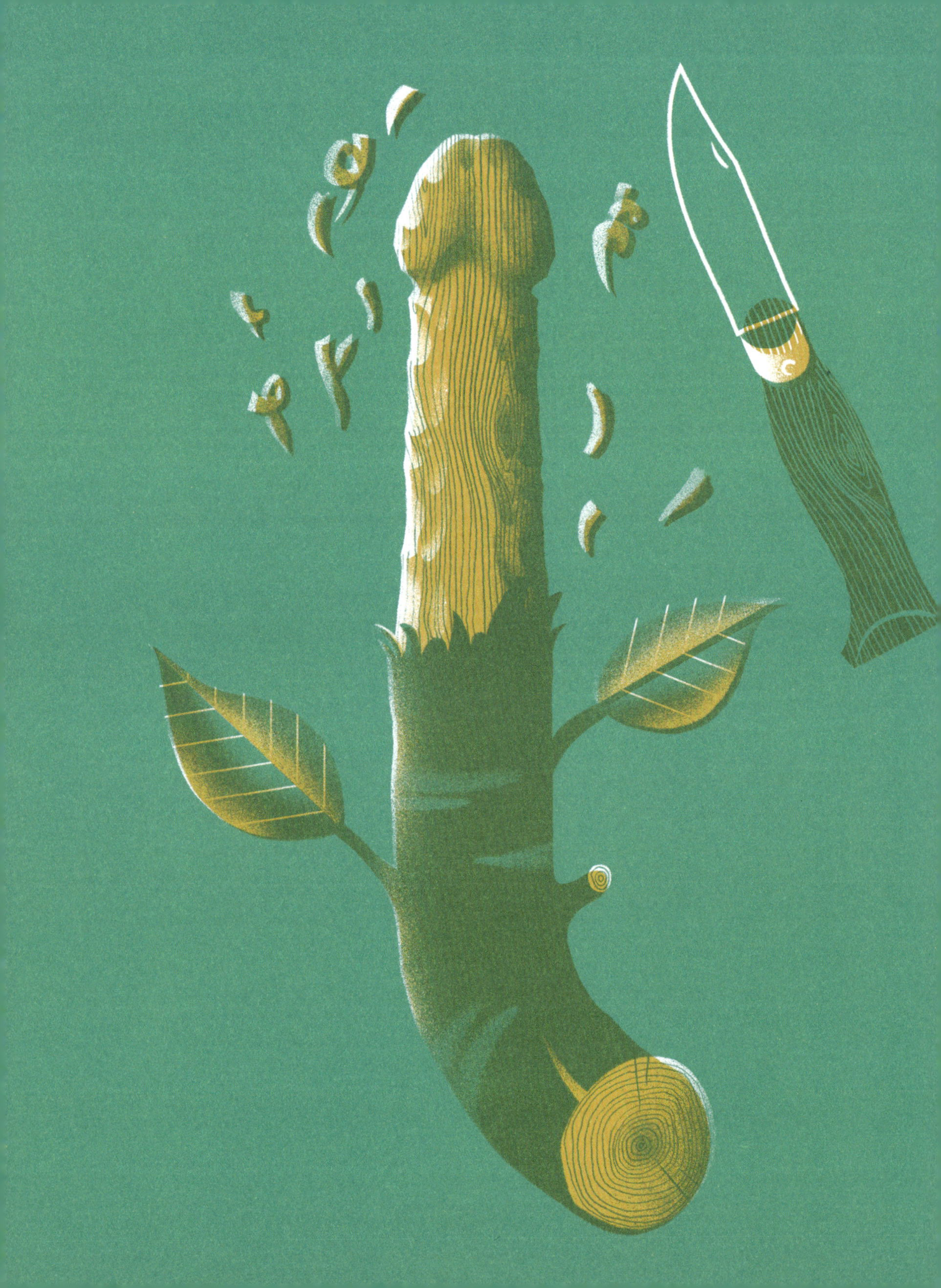

Vert

Nous entrons dans le domaine des couleurs délaissées par le monde de la sexualité. Le vert – surpolitisé – évoque d'abord plaisirs champêtres et le végétal (en opposition à l'animal), mais aussi maladie et putréfaction (moyennement sexy). Ce désamour se repère à vue d'œil : en 2014, quand le journaliste Jon Millward (spécialiste en analyse de données) s'amusait à classer par couleurs tous les godemichés, vibromasseurs et plugs de la plateforme LoveHoney, trois teintes brillaient par leur absence : le jaune, l'orange et le vert. Six ans plus tard, le nuancier reste tout aussi conservateur : sur Amazon, on trouve 58 résultats pour la recherche « sextoy jaune », 127 pour « sextoy orange », 137 pour « sextoy vert »... mais 376 résultats pour des jouets sexuels roses, et plus de 1 000 pour des jouets sexuels noirs ! Attention, cependant, car si le vert semble abandonné, c'est pour mieux se concentrer sur une niche en expansion : l'écolo-bio-équitable. Commençons donc par les sextoys, qui ont entamé il y a quinze ans une solide cure de *greenwashing* (pardon, d'écoblanchiment). Si les bonnes pratiques sont aujourd'hui largement répandues (la plupart des marques sérieuses ne risqueraient pas un potentiel *bad buzz*), ça n'a pas toujours été le cas.

Recycler les sextoys

Concrètement, le minimum exigé consiste à proposer des sextoys rechargeables et sans phtalates. Rechargeables pour ne pas laisser traîner des piles partout (les vibrateurs à mini-panneau solaire intégré existent), et sans perturbateurs endocriniens comme les phtalates ou le bisphénol A, aux conséquences néfastes sur la testostérone et la fertilité masculine.

Vous cherchez une solution écoresponsable pour votre prochain achat ? Il y a trois possibilités. Tout d'abord les sextoys en bois (Dee Lee Doo, Teatiamo, Idée du désir), en verre (Icicles) ou en métal (Njoy). Ensuite les sextoys 100 % silicone : ils demeurent non biodégradables, mais au moins la composition n'est dangereuse ni pour la santé ni pour l'environnement. Vous trouverez de quoi vous amuser chez des marques spécialisées comme Leaf Vibes, Praline & Priape ou Point-Q, mais aussi chez les poids lourds européens que sont Lelo et Fun Factory. Faites particulièrement attention aux sextoys bon marché : quand un produit est beaucoup moins cher que les autres, il y a une raison.

Enfin, vous pouvez recycler ! La marque Passage du désir a lancé récemment un programme spécifique : si vous leur renvoyez vos sextoys, vous recevrez 10 euros de bon d'achat, et 1 euro sera reversé à l'association Cœur de forêt. Si cette option vous semble trop chronophage, n'oubliez pas que les sextoys font d'excellents cale-portes, et de très bons jouets pour vos animaux domestiques (je plaisante).

Le minimum exigé consiste à proposer des sextoys rechargeables et sans phtalates.

Ce marché de la consommation sexoresponsable est essentiellement dirigé vers un public féminin.

Délaissons les sextoys pour nous intéresser à présent aux produits périssables. Si les États-Unis ont commercialisé leur premier lubrifiant bio en 2004, la France suit le mouvement avec des marques comme Divinextases, Goliate, My Lubie, Baûbo, qui proposent des lubrifiants, crèmes et huiles méticuleusement composées. Selon les produits, vous trouverez des emballages recyclables, des formules sans paraben, colorants, parfums, alcools, etc. Pensez aussi au Green Condom Club pour les préservatifs.

Les œufs en jade de Gwyneth Paltrow

Ce marché de la consommation sexoresponsable est essentiellement dirigé vers un public féminin : les femmes ont en effet tendance à faire plus attention à l'environnement que les hommes, au point qu'on parle d'un *eco-gender gap* – un fossé des genres en termes de conscience écologique. La même inflexion *green* s'observe et se prolonge dans le monde des cosmétiques en général, mais aussi des produits intimes comme les *cups* menstruelles et les protections périodiques lavables.

Bien sûr, la tendance peut aussi prendre des formes extrêmes : on s'était amusé en 2017 quand Gwyneth Paltrow avait lancé ses œufs vaginaux en jade qui coûtaient un bras (et qui sont toujours en vente pour 66 dollars l'unité), mais il existe de nombreuses marques proposant des godemichés en cristal ou pierres semi-précieuses, destinés à ouvrir vos chakras (et pas que). Chez Chakrubs, vous pouvez ainsi acquérir un dildo en quartz rose pour la modique somme de 160 dollars. Entre autres promesses, cette pierre permet apparemment de « guérir les blessures d'enfance et de reprogrammer son cœur pour l'amour » (quel programme !).

Tout cela vous semble trop bon enfant ? Très bien, passons à la pornographie, grosse consommatrice de stockage de données, donc grosse émettrice d'empreinte carbone (82 millions de tonnes de gaz à effet de serre en 2018[1]). De ce côté-là, c'est simple, non seulement rien ne bouge, mais la situation a tendance à s'aggraver à mesure que les audiences s'envolent.

Même les militants jettent l'éponge ! L'association norvégienne Fuck for Forest, fondée en 2003 et dévolue à l'éco-porn, a mis la clé sous la porte en 2016. La cultissime performeuse féministe Annie Sprinkle, qui se définit comme éco-sexuelle[2], semble sur Twitter avoir diversifié ses activités.

Des sites de rencontres pour végans

Pour les écolos convertis, mieux vaut donc renoncer au porno pour se tourner du côté des applis de rencontres dédiées : Veggly, Vegandr ou Tendrils pour les végans (les plaisirs de la chair peuvent bien se passer de la chair animale), GreenLovers, Amours Bio ou Écolo Rencontre pour les autres (sachant que l'offre est pléthorique). On remplacera alors le premier rendez-vous au zoo par un verre de vin biodynamique ou un atelier compost. Avant d'organiser, en temps voulu, un mariage bio[3].

Pas glamour ? Le monde de l'érotisme entretient en effet un rapport contrarié à l'écologie. Côté face, le sexe est présenté comme absolument naturel – un loisir gratuit, échappant aux flux capitalistiques mondiaux, donc résolument vert. Côté pile, notre liberté de parole repose essentiellement sur les géants d'Internet et leurs *data centers*, l'indépendance des femmes serait compliquée sans les supports chimiques nécessaires à la contraception… et nous sommes bien contents quand le commerce global nous donne accès aux préservatifs et au lubrifiant.

Faut-il abandonner tout espoir de concilier planète et galipettes ? Certainement pas. Déjà parce que, comme le montre l'exemple des sextoys, nous pouvons faire bouger les lignes. Ensuite parce que la créativité humaine ne connaît aucune limite : nous pourrions par exemple profiter de l'occasion pour mettre au goût du jour la dendrophilie, soit l'attraction pour le sexe avec les arbres. Bien sûr, ce n'est pas précisément la paraphilie la plus répandue au monde… mais pour sauver la Terre, pourquoi ne pas, effectivement, tenter le sexe vraiment nature ?

Faut-il abandonner tout espoir de concilier planète et galipettes ? Certainement pas.

1 The Shift Project, 2019.
2 Voir Elizabeth M. Stephens et Annie M. Sprinkle, « Ecosex Manifesto » 2018 (sexecology.org/research-writing/ecosex-manifesto/)
3 Voir Marc Dannam, *Osez… le sexe écolo*, La Musardine, 2009.

Vibro

Le Rabbit de Sex and the City *a presque vingt ans, le Canard de Sonia Rykiel fête ses quinze ans, on ne rajeunit pas... Trop vu, le vibro ?*

Les vibromasseurs, quel ennui ! Le Rabbit de *Sex and the City* a presque vingt ans, le Canard de Sonia Rykiel fête ses quinze ans, on ne rajeunit pas... Trop vu, le vibro ? Peut-être. Servi à toutes les sauces, en version chenille, dauphin, à usage interne, externe, pour les femmes ou les hommes... Un succès jamais démenti. Si le marché du sextoy pesait 15 milliards de dollars en 2016 – avec des projections à 50 milliards en 2020, avis aux boursicoteurs ! –, 19 % des ventes sont des vibromasseurs. Les godemichés suivent à 16 %, les lubrifiants à 14 %. Totale domination, donc.

Rien qu'en France, 49 % des femmes ont déjà utilisé un sextoy pour se masturber[1], c'est dire si le vibro semble installé, pépère, symbole siliconé de la massification du plaisir. Sauf que les mauvaises langues sont mal informées : pendant que les clichés perdurent, le marché évolue. Grâce à un remarquable bond ergonomique venu d'Allemagne, tout a changé. Une révolution copernicienne : jusqu'en 2014, le clitoris tournait autour du vibro. Cent trente ans après l'invention du percuteur vibrant par le très saint docteur Joseph Mortimer Granville, c'est enfin l'inverse. Nous venons en effet de passer du convexe au concave : la vibration qui s'opérait sur une surface bombée (absurde, le bouton du clitoris étant lui-même bombé) s'opère désormais sur une surface creusée, qui épouse l'anatomie. Le Womanizer (c'est son petit nom) est copié sans vergogne depuis son apparition.

1883-2014 : RIP le Rabbit, adieu le massacre des terminaisons nerveuses ! Nous entamons l'an VII du vibro vraiment fait pour les femmes. On a failli attendre... Pire, on a failli s'ennuyer.

1 « Les Français et les sextoys : la grande enquête », enquête Ifop/Dorcelstore.com, février 2017, p. 9 (www.8 ifop.com/wp-content/uploads/2018/03/3648-1-study_file.pdf).

Vulve

Commençons par le commencement : la vulve, c'est la partie du sexe féminin qui se voit, donc un ensemble d'organes (oserait-on dire un fourre-tout) composé aussi bien des lèvres (grandes et petites) que du vestibule vulvaire ou de la partie immergée du clitoris (gland et capuchon). Dit comme ça, c'est simple, mais on parle souvent de « vagin » (l'intérieur) pour désigner la « vulve » (l'extérieur). Étymologiquement, l'erreur est inverse : le latin *vulva* devrait logiquement désigner la vulve (l'extérieur) mais signifie... matrice (l'intérieur). On n'est donc pas complètement tirés d'affaire !

Le désamour pour le mot « vulve » est d'autant plus étonnant qu'il bénéficie d'un double V assez magique : la forme de la lettre imite celle du pubis féminin. Mettez-en deux côte à côte, et vous avez quasiment le pictogramme de l'avance rapide : >>.

Coïncidence ? Pas si sûr. D'habitude, ces heureux hasards garantissent un certain succès : le X qui barre nos fantasmes inavouables donne son nom à une catégorie de films, le O de notre bouche au moment-clé du plaisir donne ce que les Américains appellent la *O-face*... Ça ne marche ni avec le point G ni avec le point P (ou alors il faut un peu d'imagination), mais la VulVe pourrait parfaitement devenir la « zone V », la « coulée V », le « canyon V ». À nous de réinventer l'alphabet : délices et des lettres ?

Le désamour pour le mot « vulve » est d'autant plus étonnant qu'il bénéficie d'un double V assez magique : la forme de la lettre imite celle du pubis féminin.

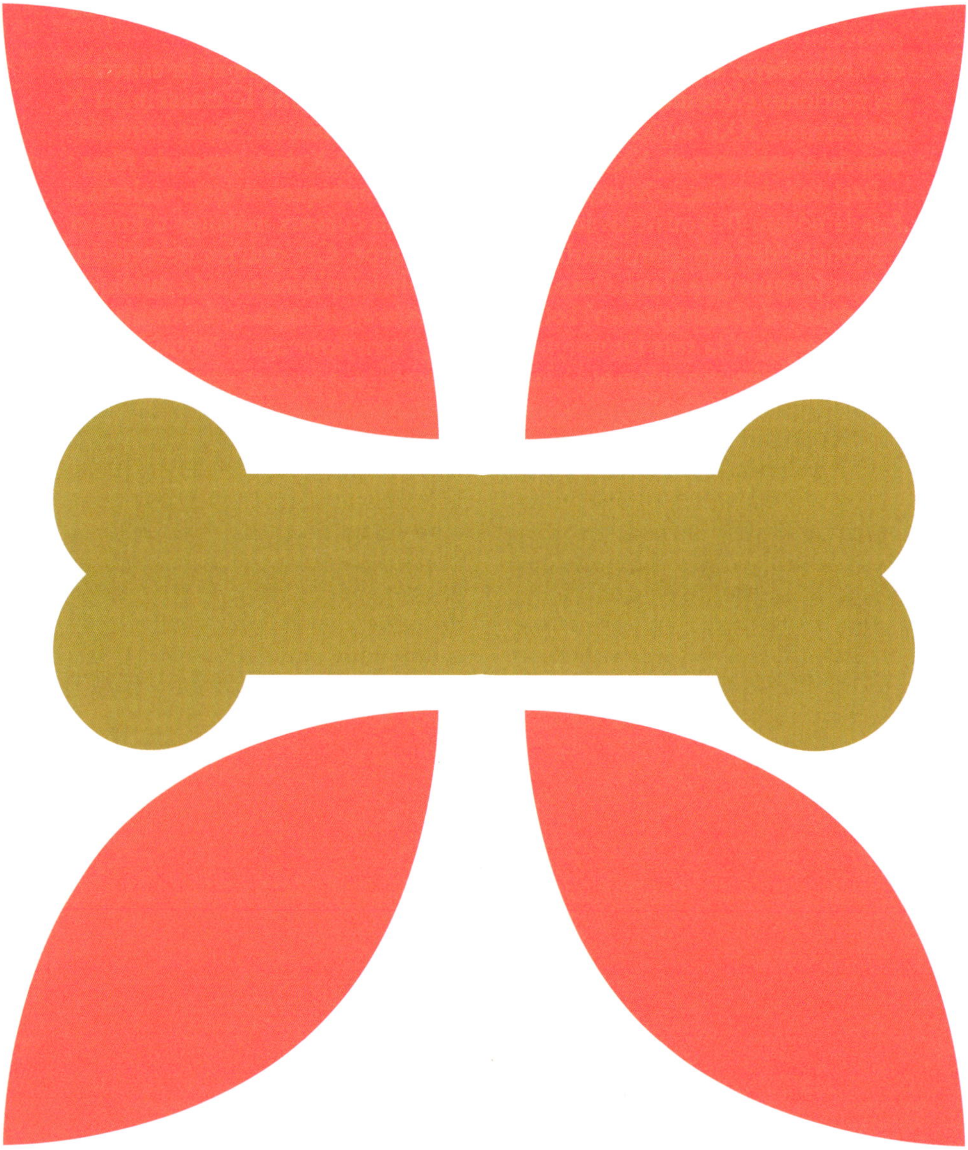

X (facteur)

Commençons par une remarque : la lettre X se tient au cœur du seXe, qui se niche lui-même au cœur de notre corps. On a retrouvé dans les pratiques eXtrêmes, la démesure des formats XXL ou XXXXXL, les chromosomes sexuels XX et XY.

ParadoXalement, le X incarne à la fois le connu (« vous êtes ici ») et l'inconnue des équations mathématiques (depuis que René Descartes a publié sa *Géométrie* en 1637). Il représente à la fois l'union et la friction, l'approximation et la multiplication. À la fois l'emplacement des trésors sur la carte des pirates… et l'interdiction d'avancer. Pourquoi une telle ambivalence ? Sans doute parce qu'il symbolise depuis toujours la croisée des chemins (or la sexualité est un rite de passage).

Sur les tableaux en abscisses et ordonnées, le X marque l'aXe horizontal (c'est vrai que le seXe est plus confortable quand on reste allongé). Sur les copies des élèves en revanche, le X barre, rature ou pointe l'erreur.

Cette symbolique de la sanction se retrouve dans le classement X du droit français. Sont considérés comme X deux types de films : pornographiques et ultra-violents – dans un curieux mélange d'Éros et Thanatos. Ces œuvres ne peuvent bénéficier d'aucune aide publique, ni être montrées à des mineurs. Elles sont donc mises à l'indeX : peu rentables, souvent (mais pas toujours) condamnées à une certaine médiocrité. Le dernier film classé X a été réalisé par Ovidie en 2009 : le X français disparaît lentement, se perd - dans l'inconnu. Cette discrétion lui promet cependant une longévité sans pareille dans l'évocation du seXe : en termes d'amplitude symbolique, on lui donnera la note optimale de 10 sur 10. Ou plutôt, X sur X.

La lettre X se tient au cœur du seXe, qui se niche lui-même au cœur de notre corps.

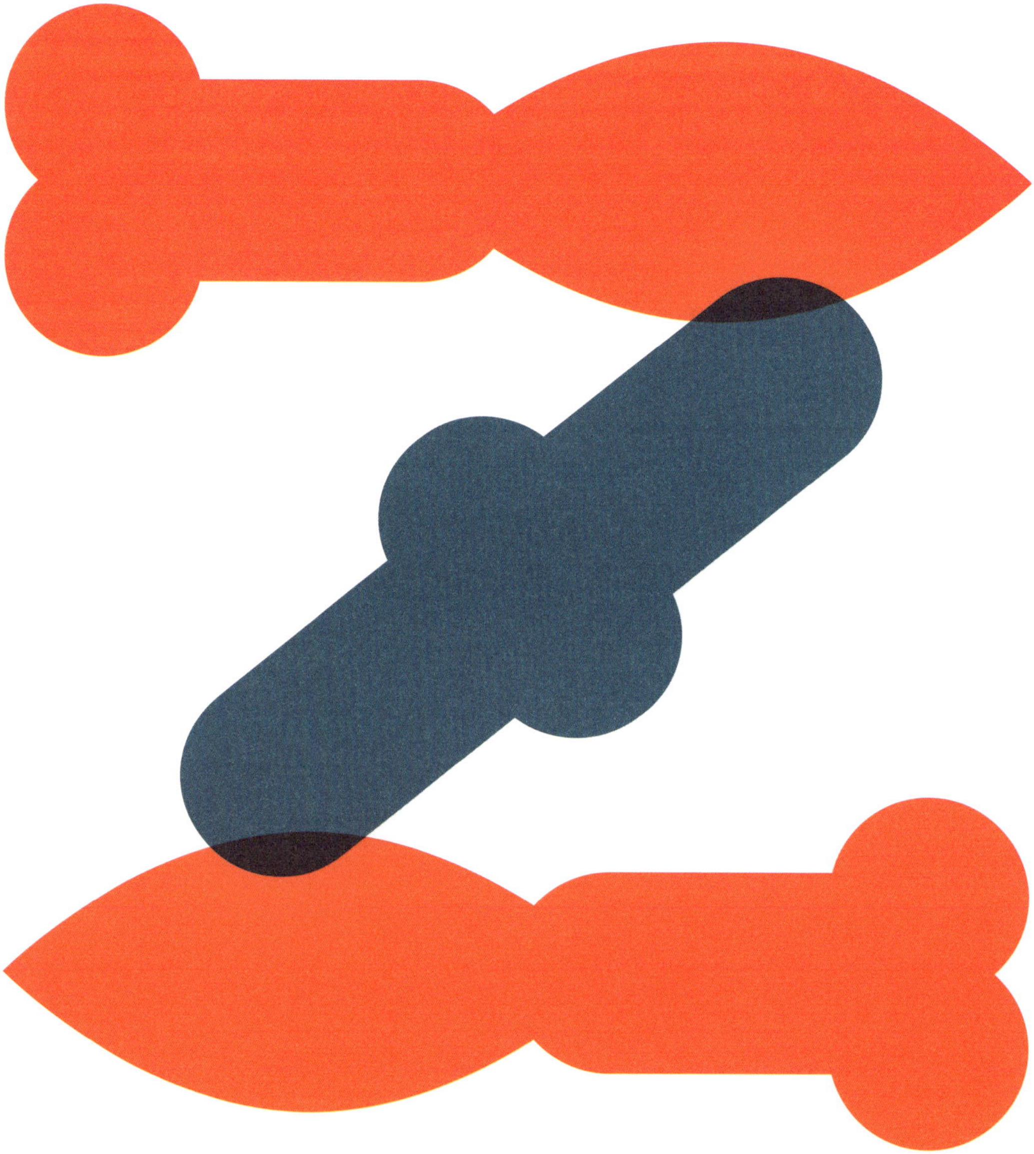

Zone

Zone érogène, zone grise, *friendzone* (pour les non-anglophones : quand une femme « préfère que vous restiez amis », vous vous faites *friendzoner*) : le monde de la sexualité, pourtant peu bureaucratique, semble avoir la passion du zonage[1]. Au découpage géographique répond un découpage anatomique porteur de hiérarchies spécifiques (typiquement, le vagin serait plus mature que le clitoris, les mains plus nobles que les pieds, les intestins moins estimables que le cœur).

Ce découpage, son comment et son pourquoi sont profondément politiques : certains organes sont évacués de notre sexualité, d'autres en forment le centre. Et contrairement à ce qu'on pourrait imaginer, le plaisir ressenti au toucher n'est pas forcément un critère : les seins masculins ont tendance à passer à la trappe, tandis que la prostate et l'anus sont parfois carrément oubliés de la liste des zones érogènes (malgré l'évidence pratique et clinique). Le vagin est à l'inverse considéré comme très érogène, malgré sa médiocre sensibilité (rappel : si le vagin était sensible, les femmes mourraient de douleur en accouchant).

Une autre complexité concerne les limites de ces zones : par définition, elles devraient être claires (une zone se cartographie). Raté pour la zone grise, dont l'invention repose précisément sur son manque de contours. Raté pour les zones érogènes qui varient selon les personnes. Et raté pour la *friendzone* dont la perméabilité est légendaire.

Faute de trouver de la logique dans notre dictionnaire, on se tournera vers le bon sens populaire de notre argot, qui assimile la zone au chaos : quand c'est la zone, c'est le foutoir – l'endroit où se répand le foutre, donc le sperme.

Le monde de la sexualité, pourtant peu bureaucratique, semble avoir la passion du zonage.

1 En 2014, une étude a proposé un classement archiprécis des zones les plus érogènes du corps humain. Sur les 41 items mentionnés, les chercheurs avaient « oublié » l'anus et la prostate : une bien curieuse pudeur, quand on sait que la liste incluait les coudes, les clavicules ou le nombril ! (voir Oliver H. Turnbull *et al.*, « Reports of intimate touch: Erogenous zones and somatosensory cortical organization », *Cortex*, vol. 53, avril 2014, p. 146-154).

MIXTE
Papier issu de sources responsables
FSC® C007507
FSC www.fsc.org

Département éditorial Art de vie
Responsable d'édition : Laure Aline
Éditrice : Anne-Laure Cognet
Conception graphique, couverture, alphabet Q : gr20paris
Correction, relecture : Francys Gramet
Responsable de fabrication : Nathalie Voyer

Composition et photogravure : Quadrilaser
Achevé d'imprimer en décembre 2020
sur les presses de Graphycems
Dépôt légal : janvier 2021
ISBN : 978-2-7324-9681-8
Imprimé en Espagne